AF465121

NOUVELLE NOMENCLATURE PHARMACEUTIQUE,

AVEC TABLEAUX, SYNONYMIE ANCIENNE ET NOUVELLE, ET VOCABULAIRE ABRÉGÉ POUR L'INTELLIGENCE DE LA MÉTHODE, SUIVIS DU RAPPORT FAIT A L'ACADÉMIE ROYALE DE MÉDECINE.

PAR A. CHÉREAU, PHARMACIEN,

MEMBRE ADJOINT DE L'ACADÉMIE ROYALE DE MÉDECINE, DES SOCIÉTÉS DE PHARMACIE ET DE CHIMIE MÉDICALE DE PARIS, COLLABORATEUR DU JOURNAL DE CHIMIE MÉDICALE.

C'est l'analyse qui fait les langues, et qui crée les arts et les sciences.
(*Logique de* CONDILLAC.)

A PARIS,

Chez CHEVOT, Libraire, rue de l'École-de-Médecine, n° 3, près celle de la Harpe.

1825.

De l'Imprimerie de J.-S. CORDIER Fils, rue Thévenot, No. 8.

AVANT-PROPOS.

Animé d'un zèle constant pour les intérêts de ma profession, j'avais conçu depuis long-temps l'idée de réformer son langage. L'entreprise était difficile, mais plus les obstacles étaient grands, plus je devais mettre de persévérance à les vaincre. Le temps seul apprendra en quoi j'aurai pu réussir; mais cette nomenclature est augmentée; elle est devenue plus régulière, il paraît en résulter une classification plus simple, plus méthodique des médicamens. C'est un pas de fait vers un ordre que je crois être préférable à celui qui existe. Dans cet état de choses, je me suis décidé à faire connaître cette nomenclature par la voie de l'impression, dans l'espérance qu'elle pourra recevoir de nouveaux perfectionnemens, étant publiée.

Je dois beaucoup à M. Henry, qui le premier a bien voulu faire connaître dans ses cours, les principes de cette doctrine nouvelle. On ne trouve pas toujours des hommes aussi généreux qui se plaisent à faire valoir le travail des autres, à le perfectionner même, guidés en cela par un noble désintéressement, et par un ardent amour pour la science. Combien de travaux qui eussent été utiles et qui sont tombés dans l'oubli, parce que leurs auteurs étaient sans appui et sans nom ? Je ne me crois pas moins redevable envers les membres de la section de Pharmacie qui ont bien voulu prêter une attention particulière aux Mémoires qui leur ont été lus sur ce sujet. J'ai dû à ce travail, l'avantage d'appartenir à cette section, et de pouvoir puiser à chaque instant dans les communications des pharmaciens distingués qui la composent, les lumières qui manquent toujours à l'homme isolé.

On ne connaissait encore cette nomenclature que par le premier rapport de MM. Pelletier, Robiquet et Henry, imprimé dans le Journal de *Pharmacie*, en 1823.

Je me suis décidé à publier le second rapport. Les expressions trop bienveillantes qu'il renfermait, m'avaient empêché, juqu'ici, d'en faire usage, mais j'ai dû céder à l'intérêt de la nomenclature, qui avait besoin d'autorité.

C'est aussi un moyen de prévenir une erreur qui lui serait préjudiciable, si l'on prenait pour unique texte le premier rapport; car à cette époque, cette nomenclature ne s'appliquait qu'aux médicamens chronizoïques; elle était encore informe et irrégulière.

Voici maintenant l'ordre que j'ai suivi dans cet opuscule.

Je donne d'abord, sous la forme d'un discours préliminaire, l'extrait des divers Mémoires que j'ai présentés à l'Académie ; cette partie renferme les principes généraux. Je développe ensuite la nomenclature et la classification : je m'attache dans cette partie, à donner une explication exacte et succinte des termes que j'ai créés, et des divisions que j'ai conçues, et à justifier la nécessité des uns et des autres.

J'y joins un tableau dont M. Henry a bien voulu revoir et coordonner les dispositions. Ce tableau et ceux qui le précèdent, peuvent être utiles pour juger de l'ensemble de la méthode.

On trouve après un abrégé de synonymie ancienne et nouvelle, et de plus, un vocabulaire également abrégé des termes nouveaux. Outre les dénominations génériques qui ont obtenu l'assentiment de M. Henry, j'en ai inséré quelques autres que j'avais proposées dans mes Mémoires, et qui m'ont paru nécessaires au complément de la méthode, mais j'ai eu soin de les marquer d'un astérisque (*). Je devais les conserver et les reproduire ici, ainsi que les diverses annotations qu'on pourra trouver, parce qu'il fallait réunir tout ce qui pouvait éclairer l'histoire de la nomenclature pharmaceutique, et servir de documens à ceux qui voudraient plus tard s'en occuper.

Pour les noms spécifiques, je me suis borné en général à donner ceux qui sont employés dans la nouvelle pharmacopée française, ou qui ont été admis dans quelque ouvrage pharmaceutique usité, et j'ai pris soin chaque fois de faire connaître les sources où j'avais puisé.

Enfin j'ai consigné dans un appendice quelques idées sur la formation de ces mêmes noms, et j'ai rapporté les règles générales de cette méthode sur la terminaison des expressions nouvelles.

NOMENCLATURE

PHARMACEUTIQUE.

C'est l'analyse qui fait les langues, et qui crée les arts et les sciences. *Logique* de CONDILLAC.

DEPUIS que, dans l'étude des sciences, les idées d'ordre ont prévalu, et qu'on a senti le besoin de classer cette foule de faits importans que les travaux les plus décisifs avaient fait connaître, d'en élaguer l'erreur et les faux systèmes, de réduire tout à sa juste valeur, on a cru devoir recourir aux méthodes. Elles seules pouvaient guider, à travers une route nouvelle, que le flambeau de l'expérience devait seul éclairer. De là, tout a été reconnu, discuté et approfondi. Des descriptions exactes ont été données, des caractères certains ont été établis; mais il fallait encore, à chacun de ces objets, qui venaient de prendre rang parmi nos connaissances, donner une dénomination spéciale qui pût les fixer dans la mémoire, et se lier elle-même aux faits qui avaient déterminé son adoption : telle est l'origine des nomenclatures, qui ont exercé l'esprit et la sagacité des plus grands hommes.

Une nomenclature est l'ensemble des termes qui

conviennent à une science : en composer une, c'est assigner à chaque objet le terme technique qui lui est propre. La nomenclature n'est point chargée de décrire, elle définit seulement. Pour y parvenir, elle emploie deux sortes de dénominations, l'une générique, l'autre spécifique ; la première, applicable à un grand nombre de corps ; la seconde, qui n'est propre qu'à quelques-uns. Une nomenclature exacte, en désignant l'objet d'une manière fixe et concise, nous rappelle en même temps son origine, sa composition, sa connexion avec les corps auxquels on l'assimile, son véritable rang parmi eux ; ainsi, elle ne doit point être regardée seulement comme une série de noms, à l'aide desquels les corps sont classés, mais comme la langue de la science à qui elle appartient. Travailler à son perfectionnement, c'est donc contribuer à celui de la science elle-même, qui reste stationnaire, lorsqu'elle est privée d'un langage correct et méthodique.

Linnée est le premier qui ait produit, sur le théâtre de la science, une nomenclature fondée sur la méthode analytique. Telle est encore celle due primitivement à M. Guyton de Morveau, et d'autres nomenclatures qu'il est superflu d'énumérer, et lesquelles étant l'ouvrage de savans non moins célèbres, peuvent servir de modèles en ce genre.

On ne peut se dissimuler que le besoin de perfectionner la nomenclature pour la pharmacie ne se fasse sentir depuis long-temps. Toutes les sciences ont devancé cette dernière sur ce point; la chimie se ressent encore de l'impulsion que lui imprimât la sienne. Nous devons donc désirer que l'on efface de nos dispensaires ces vieilles dénominations, qui n'attirèrent pas moins sur elles que sur nous les sarcasmes des auteurs comiques de tous les temps; mais cette réforme était déjà préméditée (1). Carbonell dit avoir, en 1798, donné un Mémoire sur ce sujet à l'Académie royale de Barcelone, Mémoire que je regrette encore de n'avoir pu me procurer. De quelle utilité il eût été pour moi, dans le travail le plus aride qu'on puisse entreprendre! Banarès, dans sa *Philosophie pharmaceutique* (2), a consacré plusieurs chapitres à la même étude; et c'est sans doute aux ouvrages de ces deux pharmacologistes qu'on doit les diverses réformes des anciens termes, telles qu'on est surpris de les rencontrer dans les pharmacopées de la péninsule; réformes qui ont précédé notre dernier codex : nous étions en retard sur ce point.

Un homme, dont la pharmacie française déplore encore la perte, M. Louis Cadet de Gassicourt, dans un article (3) très-bien fait sur la nomenclature

---

(1) Carbonell, *Élémens de Pharmacie.*

(2) *Filosofia farmaceutica, o la farmacia recudida a verdaduros principios.* (Banares, Madrid, 1804.)

(3) *Bulletin de Pharmacie,* tom. 3, p. 345.

M. Lemaire-Lizancour, membre de l'académie de médecine, s'était occupé aussi du même sujet.

pharmaceutique, exprimait, en 1811, le désir qu'on en présentât une claire et méthodique, qu'elle fût accompagnée d'une classification des médicamens.

« Depuis l'heureuse réforme de la langue chi-
» mique, on a vu s'opérer, a dit ce pharmacien cé-
» lèbre, des changemens dans la nomenclature de
» l'histoire naturelle et dans les nosographies. Les
» pharmaciens seuls, en adoptant les noms nouvel-
» lement créés, n'ont point osé porter la réforme
» dans les anciennes expressions de la pharmacie
» galénique. Cependant comme l'art du pharma-
» cien doit suivre les progrès des sciences qui
» éclairent la composition des médicamens, il est
» temps qu'on s'occupe de la nomenclature phar-
» maceutique, etc. »

Il est vrai qu'on trouve dans la nouvelle pharmacopée française (1) de grandes améliorations à cet égard; mais elles ne tiennent pas à une méthode de *nommer* uniforme; elles sont éparses et semblent n'être là que comme des pierres d'attente, destinées à se lier un jour à une construction plus régulière. Les savans auteurs de ce code s'occupèrent plus des faits que des mots qui servent à les rappeler. Leur tâche était assez grande à remplir; toutefois, les innovations qu'ils ont introduites dans

---

(1) *Codex medicamentarius*, sive *Pharmacopœa Gallica*, 1818.

le langage pharmaceutique, prouvent assez qu'ils sentaient la nécessité d'une réforme.

Cependant il faut s'y attendre : une nomenclature pour la pharmacie sera toujours présentée avec moins d'avantage que ne le fut celle pour la chimie. Cette dernière parut dans les circonstances les plus favorables : tous les esprits que l'éloquence de Buffon et de ses successeurs avait portés vers l'étude de l'histoire naturelle, se trouvèrent alors irrésistiblement entraînés vers la chimie, par des découvertes qui tenaient du prodige. La nomenclature chimique promettait de brillans résultats qu'elle a donnés ; elle devait opérer une sorte de révolution en chimie, et cette révolution a eu lieu. L'idée première en appartenait à un chimiste déjà célèbre, et d'autres, qui marchaient sur le même rang, l'avaient adoptée ; ils la propagèrent avec ardeur, et l'Europe, cédant à leurs témoignages, donna, au nouveau système, son assentiment.

En se livrant à ces sortes de travaux, il faut s'attendre aussi à rencontrer des obstacles (1). La nomenclature chimique ne fut pas exempte de cette sorte de tribulation. Qu'on lise le rapport fait à

(1) M. Carbonell l'avait pressenti : « Je ne doute pas, » dit-il, qu'une réforme pour la nomenclature pharma- » ceutique n'éprouvât des contradictions, comme en » éprouva, dans le commencement, le système de la nou- » velle nomenclature chimique, mais elle aurait un résul- » tat aussi satisfaisant. » *Carb. Elém. Ph.*, p. 129.

l'Académie des sciences ; quoique cette nomenclature fût l'ouvrage des hommes les plus distingués de cette époque, elle n'en éprouva pas moins de fortes objections. L'Académie ne crut pas devoir prendre parti dans la cause ; elle se contenta d'autoriser l'impression des Mémoires et du Rapport, mais sans donner son approbation, et en laissant au temps le soin d'adopter ou de rejeter un système qui ne s'accordait pas avec les idées reçues. C'est la condition de toutes les nomenclatures et de tous les systèmes. Il n'appartient qu'au temps de les justifier et de les mettre en œuvre.

Observons maintenant que la pharmacie étant liée étroitement avec la chimie, il en résulte que le langage de cette dernière est devenu en partie le sien, et qu'elle a dû reconnaître et s'approprier pour toutes les compositions qui sont plus particulièrement du ressort de cette science, les termes que les chimistes leur ont assignés.

Il est en outre certains médicamens dont on ne peut changer de suite les noms, et que l'usage a rendus populaires, tels sont l'*émulsion*, le *looch*, la *potion*, etc. C'est ainsi que dans la nomenclature chimique, on fut obligé de conserver certains noms reçus dans la société, et de ne réformer que ceux qui étaient évidemment faux (1).

Ensorte, qu'une nomenclature pour la pharmacie

---

(1) *Voyez* le Mémoire de Lavoisier, à l'Académie des Sciences, 18 avril 1787.

ne peut être que particulière et non générale; on ne peut vouloir nommer tous les produits qu'elle renferme, puisqu'une partie de ces produits est déjà nommée *chimiquement*; qu'elle a pour elle la sanction du temps et de l'expérience, et que ce serait introduire la confusion au lieu de faire régner l'ordre, principal objet et premier avantage de toute classification.

J'ai dû commencer par ces considérations importantes; car il est indispensable, lorsqu'on émet des opinions qu'on pourrait regarder comme systématiques, d'entrer dans quelques développemens pour en justifier la hardiesse. Il est utile aussi de faire souvenir qu'une nomenclature est difficile à fonder, qu'elle doit être méthodique, qu'on est souvent obligé de créer de nouveaux mots pour exprimer des idées nouvelles, et que ces mots ont une sorte de rudesse qui leur est défavorable jusqu'à ce que l'oreille soit faite à leurs sons. C'est ce qui fait dire à l'auteur du Mémoire *sur la nécessité de réformer et perfectionner le langage chimique*:

« Nous n'avons pu établir une nouvelle nomen-
» clature sans blesser les usages reçus, et sans adop-
» ter des dénominations qui paraîtront dures et
» barbares dans le premier moment; mais nous
» avons observé qu'on s'accoutume promptement
» aux mots nouveaux, lorsqu'ils sont liés à un sys-
» tème général. »

Telles furent les raisons sur lesquelles je m'appuyai en présentant le projet de cette nouvelle nomenclature à l'Académie royale de médecine, en mars 1821. C'est en réfléchissant sur les préceptes, que les auteurs de nomenclatures nous ont transmis, et en considérant les principes généraux sur le mécanisme des langues, qu'ils ont développés avec tant de justesse et de bonheur, que j'avais pensé à délivrer notre langage pharmaceutique des dénominations vicieuses qui le rendaient obscur et suranné. La force des choses amènera tôt ou tard ce changement dans les termes, qu'on dut attribuer d'abord au désir d'innover. On est tombé d'accord sur le besoin de la réforme; le principe a été consacré(1); mais on a redouté les conséquences. En général, c'est avec une grande impartialité qu'on fit l'examen du système. S'il parut manquer de la perfection qu'il eût fallu atteindre, on n'en reconnut pas moins l'utilité et l'exactitude de quelques-unes de ses parties. Les principales objections portèrent, 1°. sur la difficulté de créer une nomenclature méthodique des médicamens; 2°. sur le danger qui pourrait résulter de son emploi dans la pratique; 3°. sur l'usage que j'avais fait de nouveaux termes puisés dans une langue peu familière.

Une nomenclature des médicamens est sans doute très-difficile; mais ne sait-on pas que la nomenclature chimique n'atteignit pas de suite le degré de

---

(1) Il faut essayer de débrouiller le chaos de nos prescriptions galéniques (*Voir* le rapport, *Journal de Pharmacie*, tome 8, p. 16.

perfection où nous la voyons? Combien n'a-t-elle pas changé! Le chimiste qui en fut le premier auteur reconnaîtrait à peine son ouvrage; mais il serait forcé de se rendre aux raisons qui ont motivé ces changemens, et qui ont pour cause les découvertes nouvelles et la précision qu'on a cru devoir donner aux termes dans toutes les sciences (1).

On a dû craindre les conséquences qui résulteraient dans la pratique d'un changement de termes pour la pharmacie; mais il n'est pas question de mettre sur-le-champ en usage des termes nouveaux. Quand bien même ce langage, que je propose, serait jugé préférable à l'ancien, il faudrait laisser au temps le soin de l'introduire; employé d'abord dans les ouvrages modernes, il ne tarderait pas à s'immiscer dans la pratique. Il ne produirait peut-être pas alors plus de désordre que n'en ont produit les termes chimiques qui ont tant de fois varié, et je ne sache pas (pour citer un seul exemple) que le *sublimé corrosif*, tour-à-tour appelé *muriate de mercure*, *sur-oxidé*, *sur-oxigené*, *oxi-muriate de mercure*, *deutochlorure de mercure*, *perchlorure de mercure*, ait donné lieu à des accidens, par le fait même de ses changemens de dénomination.

Quant à l'emploi de l'étymologie grecque, elle n'a rien d'extraordinaire. La langue dont elle relève

---

(1) Quelque près que M. de Morveau eût approché du but, dans cette première tentative, il ne l'avait pas encore atteint. (*Mémoire de Lavoisier*).

n'est pas tombée en désuétude; elle fait plus que jamais partie des bonnes humanités. Que deviendrait l'étude des belles-lettres, si la langue d'Homère, cette langue si variée, si féconde, était délaissée; mais la langue d'Homère est encore celle d'Hippocrate, ce père de la médecine; c'est celle d'Aristote, de Théophraste, de Dioscoride, qui ne peuvent être étrangers à ceux qui se sont voués à l'art de guérir. D'ailleurs, il ne s'agit pas, dans l'espèce, de parler grec, mais de répéter des mots grecs *francisés*; or, c'est ce que nous faisons tous les jours. Qu'on ouvre le premier vocabulaire (1), on verra qu'une grande partie de notre langue en est formée. Le public n'aura pas plus de peine à prononcer des termes faciles et harmonieux, où les voyelles prédominent, qu'à prononcer les mots qu'on employait jadis, tels que *sief* et *cucuphe*, tombés en désuétude, et les termes arabes *looch* et *alcohol*, qui sont conservés, parce qu'il ne se sert des mots que selon la nature de ses besoins, et sans s'embarasser de leur étymologie.

« Lorsque les mots entraînaient des idées évidemment fausses, nous nous sommes permis de leur » en substituer d'autres, que nous avons le plus » souvent empruntés du grec. » (*Mémoire précité.*)

La nécessité me forçait de puiser à cette source

---

(1) *Voir* le *Dictionnaire étymologique*, par Morin, 1809. — Vossius, Etienne, Perione, etc., etc.

dès que j'ai tenté de réformer les noms pharmaceutiques : la création des termes *œnol*, *oxeol*, etc., pour remplacer ceux de *vin*, de *vinaigre*, est conditionnelle. Elle ne peut avoir lieu que si l'on convient de donner une signification spéciale à ces mots, d'entendre par eux un médicament résultant de l'action de l'huile ou du vin sur une ou plusieurs substances qui les constituent médicamens. C'est sur ce point qu'il faut s'accorder pour le nom générique : quant au nom spécifique, rien n'empêche qu'on ne fasse usage de la particule *de*. Ces expressions *de vin d'opium*, *d'huile de lys*, liées par cette même particule, présentaient de fausses idées; car le vin ni l'huile n'étaient contenus dans l'opium ou le lys, ou ne résultaient de leurs principes mis en action. Il fallait donc y renoncer pour former une langue exacte. Il n'en est pas de même des termes *œnolé d'opium*, *oléolé de lys*, après ce que j'ai dit; et ces derniers signifient alors un médicament que l'on retire de l'union des principes médicamenteux de l'opium avec le vin, du lys avec l'huile. Cela n'est pas sans doute écrit dans l'étendue, la décomposition, ou l'anagramme de ces termes, mais cela résulte de la convention : toutes les langues ont été formées sur ce point.

Une autre considération que je dois faire valoir : ces termes de vin, d'huile, sont ce que j'appelle des dénominations *stériles*; car ils ne sont susceptibles de recevoir aucun augmentatif ni diminutif, tandis que ceux *d'œnol*, *d'oleol*, donnent naissance aux dérivés *œnolés*, *œnoliques*, *oleolés*, *oleolats*, etc., etc. Ce sont des termes uniques, spéciaux, créés chacun pour exprimer un seul genre de composés, qui ne sont applicables à aucune autre science, et qui viennent enrichir la langue, et non la dénaturer.

Si l'on cherchait encore à augmenter l'intérêt que peut offrir un semblable travail, il faudrait dire que la méthode des excipiens est peut-être la seule admissible (1), pour une plus exacte classification des médicamens, pour en réunir le plus grand nombre, pour en former de suite autant de classes naturelles; ce qu'on ne pourrait attendre d'un système qui serait déduit de leur composition, de leur consistance, de leur usage, de leurs formes, ou de leurs propriétés.

Parlerai-je maintenant des avantages qui résulteraient, pour la médecine et pour la pharmacie, de l'adoption de cette nouvelle nomenclature; surtout pour la pharmacie, envahie par un grand nombre de professions voisines, qui s'autorisent du silence des lois pour la dépouiller? Certes, il me serait facile de faire valoir cette dernière considération; mais il n'en est pas besoin : chacun peut l'apprécier de soi-même. Ne nous plaignons pas de ce que le langage change, de ce qu'il s'épure; nous

---

(1) La division des compositions en officinales et en magistrales est l'une des mieux fondées. — Virey, *Traité de Pharmacie*, 1, 153.

ne faisons que suivre la marche des sciences ; la pureté de leur langage est en raison de leurs progrès.

En résumé, le sujet que j'offre aujourd'hui à la méditation de tous ceux qui cultivent la médecine ou la pharmacie, a déjà été envisagé sous toutes ses faces, discuté avec soin, soumis à des juges éclairés. Le temps n'a pas non plus manqué pour le mûrir. Près de quatre ans se sont écoulés depuis que le plan de cette nomenclature a été soumis à l'Académie, et ce fut, je crois, le premier Mémoire qu'elle reçut à l'époque de sa fondation.

Il ne fallait pas moins que ces épreuves et tout ce délai pour dissiper d'honorables préventions, vaincre les résistances, et affaiblir surtout cette opinion trop généralement répandue, qu'une réforme dans les termes était impossible. On avait raison sans doute en calculant les difficultés, en grossissant les périls. Les objections étaient faites de bonne foi ; car, grâce à l'esprit philosophique qui règne, et à l'amour qu'on porte aux sciences, on ne voit plus guères de personnes qui critiquent, parce que leurs intérêts sont lésés, parce qu'ils tiennent à leurs vieilles habitudes, à leur routine, et qu'ils n'ont pas le courage d'en quitter les ornières. L'envie n'habite plus que dans les cœurs qui ont apporté en naissant cette tache originelle ; encore ceux qu'elle atteint n'osent-ils lui donner un libre essor, parce qu'ils en sentent le ridicule, et que tout l'éclat de leurs talens ne pourrait le leur faire pardonner. C'est avec franchise que l'on discute, que l'on pèse les avantages et les inconvéniens d'un projet, qu'on admet ce qui est praticable et qu'on réfute ce qui est hasardé. C'est du moins comme les choses se sont passées à mon égard. Il en est résulté cette démonstration évidente, qu'une réforme dans la nomenclature pharmaceutique pourrait avoir lieu, que celle que je propose aurait des avantages marqués sur l'ancienne; mais qu'il fallait l'admettre avec circonspection, et d'abord, dans les ouvrages de sciences, en faire un langage de théorie, avant d'en faire un langage pratique, et arriver ainsi par degrés à son emploi.

DÉVELOPPEMENT
DE LA NOMENCLATURE
ET DE LA CLASSIFICATION.

Les médicamens qui font partie de l'ancienne pharmacie galénique, considérés sous le rapport de leur durée, sont divisés selon cette nouvelle méthode, en deux grandes classes :

Les chronizoïques,

Et les achronizoïques.

Le terme *chronizoïque* a été pris du grec Κρονιζων, qui veut dire *durable;* celui d'*achronizoïque*, qui vient aussi de Κρονιζων, et auquel on a joint l'α ou l'αλφα, privatif des Grecs, signifie alors non durable, non fait pour durer. Ces termes ont été créés pour remplacer ceux de *magistral* et d'*officinal*. Par *magistral*, (*magistralis*), on entendait un médicament qu'on préparait à l'instant même, qu'on devait employer sur-le-champ, et qui n'était pas de nature à se conserver. Le mot officinal, *officinalis*, dérivé d'*officina*, (*officine*), indiquait au contraire un médicament que le pharmacien avait coutume de tenir prêt dans les officines. On n'a pu faire usage des termes officinal et magistral, parce qu'en effet, d'après leur signification rigoureuse dans la langue latine, ils ne représentaient nullement l'idée qu'on voulait exprimer, celle de la durée sur laquelle repose tout l'édifice de cette nomenclature.

La première classe, les chronizoïques ont ensuite été divisés en *chronizoïques avec excipient*, et *chronizoïques sans excipient.*

Le terme *excipient* était depuis long-temps employé dans le langage pharmaceutique: il est pris d'*excipiens* ou d'*excipere*, recevoir. Comme terme médical, l'excipient est ce qui donne la forme ou la consistance au médicament (1). Il faut, selon cette nomenclature, donner à ce mot un sens plus étendu. Il signifie alors *dissolvant, menstrue*: il est souvent, dans les chronizoïques, le conservateur des médicamens; c'est l'agent propre qui reçoit les substances médicamenteuses, qui se charge de leurs principes extractifs, aromatiques, résineux et colorans; tels sont l'eau, le sucre, le vin, l'alcool, l'éther, la bière, le vinaigre, l'huile, la graisse, le muqueux, etc.

Mais ces dénominations d'eau, de sucre, de vin, etc., devenaient inexactes, en considérant ces corps comme des excipiens. En effet, de leur manière d'être primitive d'eau, de sucre, de vin, etc., ils passent à un tout autre état, par suite de cette conversion. Ils acquièrent de nouveaux principes, en raison des corps qu'ils dissolvent, et par les effets des divers procédés qu'on leur fait subir. Ils échan-

(1) Baumé, *Elémens de Pharmacie*, pag. 179.

gent enfin leurs propriétés physiques contre de nouvelles propriétés qui les constituent médicamens, et qui, pour la plupart du temps, les empêcheraient d'être rendus à leur première condition.

Il était donc de toute nécessité de leur substituer d'autres dénominations qui exprimassent ce changement de nature, et dont l'étymologie pût rappeler leur constitution; ainsi on a remplacé ces termes d'eau, de sucre, de vin, d'esprit, d'éther, par ceux d'*hydrool*, de *saccharol*, d'*œnol*, d'*alcohol*, d'*éthérol*, etc.

Le terme *hydrool*, qui a été choisi pour exprimer l'eau à l'état d'excipient, vient du grec υδωρ, ατος, eau. Les désinences des termes pour les médicamens chronizoïques sont en *ol*, et autant que faire se peut, il faut préférer l'*o* simple, comme plus bref et plus doux à l'oreille; mais pour le mot *hydrool* j'ai doublé la voyelle, afin d'éviter l'homonymie avec le terme *hydraulique*, qui tient à la science connue sous ce nom.

Le terme de *saccharol*, pour le sucre, à l'état de produit pharmaceutique, dérive du grec σακχαρ ou σακχαριον, dont les Latins ont formé *saccharum*.

OEnol, vin, tire son origine d'οἶνος, ου. On a préféré, en dernier lieu, *œnol* à *oinol*, d'après le sentiment de M. Henry, parce qu'en effet, dans notre langue, les principaux dérivés d'οἶνος, sont *œnophore*, *œnophte*, *œnomel*.

Alcohol (1), esprit. Ce terme a été conservé ; il vient de l'arabe *kol*, qui signifie *diminuer, se subtiliser.*

Éthérol dérive d'éther.

Oxéol (vinaigre excipient) vient d'οξος, εος, vinaigre, acide, et dont on a formé le nom *oxigène.*

Brutol (2) (bière médicinale) vient de Βρυτον ou Βρυτος, boisson d'orge, bière. On aurait pu également dire *zutol* de ζυτος, qui signifie la même chose. Le premier a été choisi de préférence, comme d'une prononciation plus facile.

Oléol (huile excipient) a été formé du latin *oleum*. Les Grecs disent ελαιον, qui eût donné *élaol.*

Stéarol, pour exprimer la graisse, à l'état d'excipient, provient de ςεαρ, ατος, sain-doux, suif, substance onctueuse, graisse, etc.

La graisse est connue encore sous les noms d'axonge, de sain-doux. C'est la base d'un grand nombre

---

(1) Ce terme se trouve diversement orthographié dans les auteurs. On écrit *Alcool*, *Alkool* : ce dernier désignait autrefois une poudre subtile. *Alcohol* est, selon l'orthographe de la Nomenclature publiée en mai 1787.

(2) On emploie peu les bières médicinales en France, et l'on pourrait croire que ce n'était pas la peine d'imaginer un nom pour les désigner, mais les pharmacopées anglaises en contiennent un grand nombre, et le nouveau *Codex* en décrit quelques-unes. La bière anti-scorbutique est usitée. (*Formulaire* de M. Rattier, p. 242.)

de médicamens consacrés à l'usage externe. Dans plusieurs, elle joue le rôle d'excipient; par exemple, dans les huiles, dans les pommades, dans les onguens, en recevant le principe aromatique des plantes et des fleurs, en se chargeant des propriétés sédatives et narcotiques des végétaux. On peut confondre la graisse et le suif, qui n'en diffèrent que par des proportions différentes d'oxigène, d'hydrogène et de carbone; et le terme de *stéarol* qu'on leur applique, a l'avantage de rappeler la *stéarine*, qui, dans l'état actuel de nos connaissances, forme un des élémens des corps gras.

Comme il importait que le nom des ordres fût différent de celui des genres, j'ai appelé, dans mon premier Mémoire, *hydrooliques*, les préparations dont l'hydrool est l'excipient, etc. *Saccharoliques*, celles qui ont pour terme le saccharol; et d'après le conseil de M. Henry, je me suis servi de la terminaison en *é* pour les genres, comme il suit :

NOM DE L'EXCIPIENT.	NOM DE L'ORDRE.	NOM DU GENRE.
Hydrool (Eau)	Hydrooliques.	Hydroolés.
Saccharol (Sucre)	Saccharoliques.	Saccharolés.
OEnol (Vin)	OEnoliques.	OEnolés.
Alcohol (Esprit)	Alcoholiques.	Alcoholés.
Ethérol (Ether)	Ethéroliques.	Ethérolés.
Brutol (Bière)	Brutoliques.	Brutolés.
Oxéol (Vinaigre)	Oxéoliques.	Oxéolés.
Oléol (Huile)	Oléoliques.	Oléolés.
Stéarol (Graisse)	Stearoliques.	Stéarolés.

PREMIÈRE CLASSE.

CHRONIZOÏQUES.

PREMIÈRE SÉRIE.

Chronizoïques avec excipient.

PREMIER ORDRE.

Hydrooliques.

Ces médicamens qui ont l'eau, ou hydrool pour excipient, se divisent en deux genres.

Premier genre. — HYDROOLÉS.

Deuxième genre. — HYDROOLATS (1).

Les *hydroolés* sont les eaux chargées de substances salines, minérales, quelquefois résineuses, sorte de médicamens chronizoïques, qui se font par solution, comme les hydroolés de chaux, de goudron, les hydroolés minéraux, naturels, ou artificiels (2).

---

(1) La division des eaux distillées en eaux inodores, plus odorantes, *odoratiores*, et eaux aromatiques, est trop vague, et doit être abandonnée.

(2) En réfléchissant sur la nature des eaux minérales, sur leur origine et leur mode de préparation, il serait peut-être utile d'en former une classe à part. Il est de fait que leur composition n'est plus la même ; qu'elles contien-

Les hydroolés minéraux suivent après la nouvelle division de la pharmacopée française, qui les range :

1°. En hydroolés acidules ;
2°. En hydroolés salino-acidules ;
3°. En hydroolés acidules-ferrugineux ;
4°. En hydroolés hydrogéno-sulfurés.

Les hydroolats sont les eaux médicamenteuses qu'on obtient, au contraire, *par distillation* ; exemple, les hydroolats de roses, de laitue, de sureau, etc.

L'hydroolat est l'eau distillée ordinaire.

DEUXIÈME ORDRE.

Saccharoliques.

Les saccharoliqnes se divisent en trois genres :

Premier genre. — Les saccharolés.

Deuxième genre. — Les saccharidés.

Troisième genre. — Les oleo-saccharolés.

Cette nouvelle division est due à M. Henry.

---

nent des sels à base alkaline ou métallique, des gaz hydrosulfurique et acide carbonique ; que pour les saturer de ces derniers, ou les forcer d'en prendre des volumes plus ou moins considérables, il faut recourir à la pression, ensorte qu'on peut dire qu'il existe, comme médicament, trois sortes d'eaux : *les eaux par solution*, *les eaux par distillation*, *les eaux par pression*, *ou gazeuzes*, à moins qu'on ne considère la pression comme une solution mécanique.

Il faut entendre par saccharolés, les préparations dont le sucre est l'excipient, et dans lesquelles il *prédomine*. On les divise selon leur degré de consistance en liquides, en mous, en solides. Examinons-les successivement sous ces trois rapports.

Les saccharolés liquides sont les sirops qui, selon l'opinion du professeur que je viens de citer, doivent comprendre les miels médicinaux, sous le nom de *melols*, de μελι, miel, qui se divisent en melols et oximelols.

Les saccharidés mous sont les conserves, les gelées (1) et les pâtes.

Les saccharolés solides sont les pastilles et tablettes, parmi lesquelles on distingue celles qui se préparent sans feu, et celles qui se font par la cuite du sucre.

Deuxième genre. — SACCHARIDÉS. — Les saccharidés sont les préparations dans lesquelles le sucre n'est qu'à l'état d'*intermède*, ou d'excipient comme on l'entendait jadis, et ils se divisent en saccharidés mous, et en saccharidés solides.

Les premiers sont les électuaires (2), et opiats.

Les seconds sont les pilules.

---

(1) M. Carbonell place dans la même classe, ainsi que je l'avais fait d'abord, les gelées et les mucilages.

(2) La nature des médicamens appelés électuaires, confections, ou conserves, dit M. Cadet, n'est point exprimée en ces termes, dont le premier n'indique qu'un choix

Le *troisième genre*, les OLEO-SACCHAROLÉS, qui ne s'emploient ordinairement que pour augmenter l'énergie des médicamens, ou leur communiquer une odeur agréable, mais qui, à eux seuls, constituent rarement des médicamens, n'ont point de division.

TROISIÈME ORDRE.

OEnoliques.

Un seul genre. — OENOLÉS.

Le terme œnolé est appliqué aux vins médicinaux; les exemples de ces préparations sont les œnolés de quinquina, de raifort, d'absynthe, etc.

QUATRIÈME ORDRE.

Alcoholiques.

Premier genre. — ALCOHOLÉS.

Deuxième genre. — ALCOHOLATS.

Les *alcoholés*, qui n'ont besoin que du secours de la macération ou digestion, sont les teintures.

Les *alcoholats*, sont les esprits distillés. Le terme

---

bien fait, le second une préparation terminée, le troisième une préparation qu'on peut garder, de sorte que l'on pourrait dire qu'un électuaire est une confection, et que tous deux sont des conserves. — Ces rapprochemens sont aussi vrais qu'ingénieux.

alcoholat existait déjà et a été conservé. Les ratafias et les liqueurs sont des alcoholats *saccharidés*, d'après M. Henry.

CINQUIÈME ORDRE.

Ethéroliques.

Ils se divisent en deux genres :

Premier genre. — Les éthérolés.

Ce sont les teintures éthérées qui contiennent en même temps de la résine, du caoutchouc, etc., comme les éthérolés de castoreum, de digitale, d'arnica, de musc.

Deuxième genre. — Les éthérolats (1).

Médicamens uniquement composés d'éther et de principes aromatiques, ou d'huiles volatiles, comme les éthérolats de fleurs d'orangers, de menthe poivrée, de laurier cerise.

SIXIÈME ORDRE.

Brutoliques.

Un seul genre. — Brutolés.

Ce sont les bières médicinales, comme le brutol de quinquina, celui de raifort.

---

(1) M. Cap a proposé de donner le nom d'*éthérats*. (Bulletin de Pharmacie, tom. 9, pag. 428). Tout en adoptant cette division, nous avons été obligés pour conserver l'uniformité de cette nomenclature, de nous servir du terme *éthérolats*.

SEPTIÈME ORDRE.

Oxéoliques.

Un seul genre. — Oxéolés.

Les vinaigres médicinaux ; exemple, les oxéolés de roses, l'oxéolé scillitique.

Le vinaigre distillé serait un *oxéolat.*

HUITIÈME ORDRE.

Oléoliques.

Les oléoliques fournissent quatre genres :

Premier genre. — Les oléols.
Deuxième genre. — Les oléolés.
Troisième genre. — Les oléolats.
Quatrième genre. — Les oléocérolés.

Les oléols sont les huiles fixes en général. Il faut observer ici que les mêmes raisons n'existaient pas pour changer la dénomination d'huile; mais si l'on considère que certaines huiles fixes sont absolument du domaine du pharmacien, et qu'on veuille arriver à un langage uniforme, il faudra tolérer cette exception au principe qui a servi de base à cette nomenclature. En admettant cette raison, les oléols se divisent :

En oléols liquides (1) ;

Et en oléols solides, ou concrêts.

Les premiers sont les huiles considérées comme plus spécialement du ressort de la pharmacie,

(1) Afin d'éviter ces dénominations *d'oléols solides* et *d'oléolats solides*, rendues plus longues par l'addition de

comme celles d'huile d'amandes douces, de ben, de ricin.

Les oléols solides sont les huiles concrètes, dont le beurre de cacao offre un exemple.

Deuxième genre. — Les oléolés.

Les oléolés, qui rentrent parfaitement dans l'esprit de la méthode, sont les *huiles composées, huiles par coction*, et les *baumes huileux*.

Troisième genre. — Les oléolats.

Les oléolats sont les huiles volatiles, qui sont ou liquides, ou solides, comme on voit, pour exemple de ces derniers, les oléolats de roses, d'anis et peut-être de muscade; ils ont pour sous-division, les oléolats pyrogénés, ou *huiles volatiles empyreumatiques*.

Quatrième genre. — Les oléocérolés.

Les oléocérolés sont les cérats, qui diffèrent du deuxième genre par leur consistance beaucoup plus grande, qu'ils doivent à la cire. Ce genre est sous-divisé par les oléocérolés résineux, parmi lesquels on remarque les onguens d'althæa, de styrax, de basilicum. Il ne faut pas s'étonner de la place qu'occupent ici ces onguens; ils la doivent à ce que, dans leur composition, l'huile se trouve unie à la cire et à des corps résineux. *Unguentum cum cerato ma-*

---

l'adjectif, j'ai proposé, dans le dernier mémoire lu cette année à la section de pharmacie, de donner aux premiers le nom d'*oléostol*, et celui d'*oleostat* aux seconds, en dérivant la dernière partie du verbe ϛαω.

gnam habere affinitatem, quandò oleo ceram, aut resinam admiscet (selon Gallien.)

DIXIÈME ORDRE.

Stéaroliques.

Les caractères généraux des préparations stéaroliques sont d'avoir la graisse pour excipient, plus rarement l'huile, quelquefois les deux réunies; d'avoir une consistance plus ou moins solide et tenace qu'ils doivent à la cire, aux résines, ou bien aux oxides métalliques; de ne servir que pour l'usage externe, de pouvoir être étendus sur la peau, ou d'y adhérer soit à froid, soit par ramollissement, à l'aide de la chaleur.

Ces composés reconnaissent deux genres :

Premier genre.— Les stéarolés.

Ils se sous-divisent en stéarolés mous et en stéarolés solides. Les premiers sont les pommades, les seconds, les emplâtres par *mélange*.

Deuxième genre. — Les stéaratés.

Ce sont les emplâtres, *par combinaison*.

Observons que, selon l'opinion de M. Henry, justifiée par les découvertes de M. Chevreul, sur les corps gras, il faudrait, à la rigueur, renvoyer les emplâtres aux sels (1), sous la dénomination d'*oléo-margarates;* mais il m'a paru que ce serait une trop grande anomalie dans une méthode, où l'on

---

(1) On lit ce qui suit dans Thomson.

« L'acide margarique est susceptible de se combiner avec

n'en trouvera qu'une très-faible, de séparer les emplâtres (1) de l'ancienne division galénique.

DEUXIÈME SÉRIE.

Chronizoïques sans excipient.

Les médicamens chronizoïques sans excipient, sont les sucs, les fécules, les poudres, les espèces; pour conserver l'harmonie entre les diverses parties de la nomenclature, il a paru convenable de changer ces termes.

Ainsi ceux de suc, de fécule, de poudre, d'espèces, ont été remplacés par ceux d'*opol*, d'*amidol*, de *pulverol*, de *spéciol*.

Opol (2), suc, est dérivé d'οπος.

---

les bases salifiables, et de former avec elles des sels, *ou plutôt des savons, ainsi qu'il conviendrait mieux de les désigner.* » Il en dit autant des combinaisons de l'acide oléique. — *Syst. de Chimie*, tom. 2, pag. 425.

(1) Je dirai encore, relativement aux emplâtres, que les stéarates n'étant que ceux *par combinaison*, il me semble que, de cette manière, est conservée la division indiquée par M. Desyeux, qui ne donne le titre d'emplâtres qu'à ceux préparés avec les oxides métalliques. (*Annales de Chimie*, tom. 33, p. 52.)

Tromsdorff les partage en emplâtres à base de cire, et emplâtres à base d'oxide.

(2) Il eût été peut-être plus exact de tirer la nouvelle dénomination de χυλος; car les Grecs entendaient par ce dernier mot le suc recueilli et exprimé des plantes vertes

Amidol (fécule médicinale) vient du latin *amylus*, ou plutôt d'αμιλον, dont le radical est μυλη.

Par le terme fécule, diminutif de *fece*, on entendait le sédiment, dépôt, ou lie des liquides; mais on entend aujourd'hui, par cette expression, l'un des principes immédiats des végétaux, et qui est à peu près le même dans tous. Cependant, la fécule médicinale diffère de la fécule alimentaire; et puisque les fécules ont été reconnues, en général, pour de l'amidon, ou pour une substance qui lui est analogue, à l'exception de la matière colorante des végétaux qui a été nommée chlorophylle, il m'a semblé que le terme *amidol* pourrait convenir aux fécules médicinales, qui ont évidemment des propriétés, lorsque l'on suit les procédés indiqués dans la pharmacopée française. (Page 31.)

Pulvérol (1) vient du latin *pulvis*.

---

et succulentes, des fruits, des racines, des herbes sèches macérées dans l'eau, tandis qu'ils réservaient le terme οπος pour les sucs recueillis des végétaux par incision, ou par scarification, comme la manne et la térébenthine. Quelques végétaux présentent ces deux sucs à la fois, οπιζονται et χυλιζονται. Le terme χυλος était donc appliqué au suc qu'on exprimait par contusion et broiement; οπος désignait la liqueur qui, par incision ou perforation, coulait d'une partie quelconque du végétal; δακρυον signifiait ensuite le suc en larmes qui découle spontanément de la plante, et vient se concréter en gomme, en résine. Ces trois mots peuvent correspondre aux termes latins *succus*, *lac*, et *lachryma*. Le terme *opol* m'a paru plus facile à prononcer.

(1) Les Anciens avaient deux termes pour ce médica-

Spéciol, du latin *species*, espèce; il a été créé pour ce genre de médicamens, connus sous le nom d'espèces.

Ainsi, les chronizoïques sans excipient, fournissent les quatre ordres qui suivent :

NOM PRIMORDIAL.	NOM DE L'ORDRE.	NOM DES GENRES.
Opol (Suc).	Opoliques.	Opolés.
Amidol (Fécule).	Amidoliques.	Amidolés.
Pulvérol (Poudre).	Pulvéroliques.	Pulvérolés.
Spéciol (Espèces).	Spécioliques.	Spéciolés.

En tout, treize ordres pour les chronizoïques.

PREMIER ORDRE.

Opoliques.

Premier genre. — Les opolés.

Deuxième genre. — Les opostolés.

Les Opolés sont les sucs des végétaux entiers, ou de quelques-unes de leurs parties. Ils sont magistraux, ou officinaux. — *Magistrales seu à medicis præscribendi, officinales alii, seu à pharmacopœis asservandi.* (Cod. med. 25.) Les magistraux sont les opolites; les officinaux sont les opolés, dont il est

---

ment, *poudre* et *suffuf*. Ils se servaient du premier pour caractériser une poudre simple et grossière, mais ils réservaient le mot arabe *suffuf*, pour désigner une poudre subtile et composée de plusieurs poudres. (*Dispensaire* de Cologne. — 1565.

ici question, qu'on est parvenu à conserver, tels sont ceux de coings, de citrons, de verjus, de baies de nerprun, etc.

Les opostolés sont les sucs des végétaux épaissis en consistance, et qu'on appelle extraits : ils se sous-divisent :

En *opostolés mous*, qui sont les extraits ordinaires, et en *opostolés secs*, qui sont les extraits secs, tels que ceux de quinquina, de rhubarbe. Le mot extrait n'offre pas un sens précis. Plusieurs chimistes admettent l'extractif, et pensent que ce principe se trouve dans nos extraits pharmaceutiques ; d'autres sont persuadés du contraire (1); quelques-uns même sollicitent la réforme de ce terme (2). C'est une cause qui est encore en instance ; quoi qu'il en soit, il existe une grande différence entre l'extractif des chimistes et nos extraits pharmaceutiques. Cela seul suffirait pour faire rejeter la dénomination d'extrait comme vicieuse. En attendant que la nature de ces composés soit mieux connue, et en ne les considérant que comme des sucs, soit végétaux, soit animaux, convenablement épaissis (3), je n'ai pas trouvé d'autre terme que celui que j'indique, *opostol*, qui vient d'οπος, suc, et de ςαω être consistant.

---

(1) Thenard, tom. IV, pag. 70.

(2) Thomson, tom. III, pag. 541.

(3) La *Pharmacopée* de Genève (p. 68, édit. 1780) range les extraits sous le titre de sucs concentrés.

DEUXIÈME ORDRE.

Amidoliques.

Un seul genre. — Amidolés.

Ce sont les fécules médicinales, l'amidolé de racine de bryone, d'arum, etc.

TROISIÈME ORDRE.

Pulvéroliques.

Un seul genre. — Pulvérolés.

Les pulvérolés sont sous-divises en simples, ou en composés. Dans mon premier Mémoire, j'ai fait une observation relativement à ces expressions de simples et de composés. Nous sommes en droit, plus que jamais, de contester à un médicament cette qualité de simple qu'on lui donne. Il serait à désirer qu'on pût faire choix d'un terme positif et moins équivoque. Pour cette nomenclature, j'ai adopté les termes *monoiamique* et *polyamique* de ιαμα, médicamens, μονος seul, et πολυ plusieurs. — Ainsi, les pulvérolés se divisent en pulvérolés monoiamiques et pulvérolés polyamiques.

QUATRIÈME ORDRE.

Spécioliques.

Un seul genre. — Spéciolés.

Ce sont les espèces décrites dans les pharmacopées, sous les noms d'espèces amères, pectorales, vulnéraires, émollientes, béchiques, anthelminthiques, diurétiques astringens et sudorifiques; réunion de plantes, ou partie de plantes séchées d'abord, puis incisées et mêlées selon l'art. Leur division spécifique se tire ici de leur propriété.

DEUXIÈME CLASSE.

ACHRONIZOÏQUES.

Les achronizoïques se divisent également en *achronizoïques avec excipient*, et *achronizoïques sans excipient.*

Pour les distinguer des chronizoïques, j'ai jugé à propos de leur donner une terminaison en *ite.* On remarque dans cette classe deux nouveaux excipiens :

Le mucol,

Et le pulpol.

Le terme mucol a été pris du latin *mucosus*, muqueux, pour désigner le mucilage.

Le terme pulpol dérive du latin *pulpa*, dont on a fait, en français, pulpe et pulpeux. Il désigne les pulpes médicinales. Je joins ici une explication tirée de mon second Mémoire.

Par le mot *pulpe* (1), dans la langue française, on entend simplement la substance tendre et charnue des fruits, abstraction faite de toute idée de

(1) *Vocabulaire* de Wailly, p. 738. — *Dictionnaire* de Lavoisien, p. 482.

préparation. Le terme *pulpolite* pourrait donc être applicable aux pulpes convenablement préparées pour faire des médicamens (1). Ainsi, *pulpolite* (2), médicament d'une consistance molle, composé de la substance charnue, ou pulpeuse du végétal, qu'on obtient à froid, comme dans le pulpolite de cynorrhodon (*Codex*, 39); mais qu'on fait souvent ramollir par l'eau, à l'aide de la chaleur, et qu'on ramène à consistance par l'évaporation; exemple les pulpolites de casse, de tamarins.

Les achronizoïques présentent cinq ordres comme il suit :

NOM DE L'EXCIPIENT.	NOM DE L'ORDRE.	NOM DES GENRES.
HYDROOL (Eau)	Hydroolitiques.	Hydroolites.
SACCHAROL (Sucre)	Saccharolitiques.	Saccharolites.
MUCOL (Mucilage)	Mucolitiques.	Mucolites.
OPOL (Suc)	Opolitiques.	Opoliques.
PULPOL (Pulpe)	Pulpolitiques.	Pulpolites.

En tout cinq ordres pour les achronizoïques.

(1) Ces sortes de médicamens sont magistraux. — *Ea utendi tempore tantum paranda sunt; quippe quæ corrumpuntur.* (Codex, 37.)

(2) Pulpe et pulpolite, ce qui répond à peu près aux termes latins *pulpa* et *pulpamen*.

PREMIÈRE SÉRIE.

Achronizoïques avec excipient.

PREMIER ORDRE.

Hydroolitiques.

Un seul genre. — HYDROOLITES.

Cet ordre est très-nombreux; il renferme une grande partie des achronizoïques, tels que les tisanes, ou boissons, soit par infusion, soit par décoction; les apozèmes, les bouillons médicinaux, la potion et ses variétés. Les lotions et les fomentations, les injections, en un mot tous les *solutés* aqueux magistraux.

Le caractère général de l'ordre est d'avoir l'eau pour excipient, d'être à l'état liquide, d'avoir une densité plus ou moins grande, selon les substances qu'on retient en solution, et selon les procédés qu'on leur applique, de ne pouvoir se conserver long-temps.

On sent qu'il est difficile de porter la lumière au milieu de tous ces composés, qui ont chacun une dénomination différente, et qui ne présente rien de réel à l'esprit; M. Henry, à l'autorité duquel je me réfère, a cru devoir conserver, jusqu'à nouvel ordre, les termes de potion, collyre et bouillon, etc., lorsque, dans ses cours, il a bien voulu donner une idée de cette nouvelle nomenclature, et des avantages qui pourraient en résulter. (Voyez la communication faite à l'Académie, *Journal de Pharmacie*, mars 1824, p. 126 et 127.)

Ainsi, ce n'est que pour disposer à une classification plus satisfaisante que je rendrai compte de la méthode que j'ai appliquée aux hydroolites. Si j'avais suivi Carbonell, ma tâche eût été simple et facile; car il ne reconnaît que l'infusion et la décoction : selon lui, les termes de *bouillon*, d'*apozèmes*, sont des dénominations superflues; ce ne sont que des décoctions. Il confond le gargarisme, le julep, l'injection, le collyre, le lavement, sous le nom générique de *potion*. N'est-ce pas aussi un peu trop abuser du langage analytique, que de lui supposer une telle puissance, et que de croire qu'on puisse, à sa faveur, ainsi réduire ce qui doit être divisé.

J'ai suivi une autre marche.

Ce n'est pas la consistance qui peut fournir ici les élémens d'une division spéciale, comme on le voit dans la classification qui accompagne la nouvelle nomenclature; c'est l'emploi. Si on réfléchit, en effet, sur l'usage auquel on destine tous les hydroolites, on voit que les uns sont pour être pris à l'intérieur, comme les boissons en général, et que les autres sont pour être appliqués à l'extérieur. De là, cette division naturelle en apparence des hydroolites en internes et en externes; mais ces expressions seraient dans le cas d'être contestées, ou pourraient donner lieu à des erreurs, par l'effet de leur omission involontaire. Après de longues réflexions, j'ai cru qu'on ne pourrait faire mieux, en n'établissant qu'un seul genre pour les hydroolites, d'en reconnaître néanmoins trois espèces, quand il s'agit du mode de les employer.

Première espèce. — Hydroolites, destinés à être pris à l'intérieur, pour agir sur les surfaces internes, comme celles de l'estomac. Ce sont les *boissons*, quels que soient leurs noms et leur volume.

Deuxième espèce. — Hydroolites destinés à être appliqués sur les surfaces extérieures du corps et de ses parties. *Ad usum externum, Cod.* Ce sont *les lotions*.

Troisième espèce. — Hydroolites destinés à être introduits dans les cavités naturelles ou artificielles, sur les surfaces muqueuses, intestinales, vésicales, etc. Ce sont *les injections*, qui ont été omises dans la pharmacopée française.

Ainsi *les boissons*, *les lotions*, *les injections*, sont donc les trois espèces d'hydroolites bien distinctes, dont tous les autres ne sont que des variétés; mais ces termes *de boissons, de lotions, d'injections*, n'expriment que l'emploi. Comment indiquer leur rapport avec une méthode fondée sur la nature de l'excipient, si ce n'est en faisant précéder chacun de ces trois termes par celui d'hydroolites? Il faudrait donc chaque fois dire *hydroolite* pour boisson, *hydroolite* pour lotion, etc.; j'ai pensé qu'on pourrait cependant éviter ces longueurs par un seul terme, qui exprimerait, d'une part, la nature de l'excipient, ou la constitution du médicament, et de l'autre, l'emploi de ce dernier. Par cette raison, j'ai appelé les boissons *hydropotites* de υδωρ et ποτον ou ποσισ, boisson. J'ai donné aux lotions le nom *hydrolotites*, du latin *lotio*, et de la racine grecque précédente; et aux injections, celui d'hydro-énémites, terme nouveau dérivé de ενιημι, *immitto*.

Revenons maintenant aux boissons, ou *hydropotites*. Cette espèce a ses variétés. On y remarque particulièrement les apozèmes, et les bouillons médicinaux. Les premiers ne sont que des boissons, plus chargées, dit-on, de parties extractives et médicamenteuses. Cette distinction n'est pas toujours réelle, le nom et la définition sont de même valeur. C'est toujours l'eau qui sert d'excipient; ce ne sont que des boissons un peu plus concentrées que les autres, dont on ne fait pas un usage aussi fréquent.

Les bouillons médicinaux ne diffèrent que parce qu'on y fait entrer des chairs animales, et qu'ils ont une odeur et une saveur toute particulière qu'ils doivent à l'osmazôme; ce sont des boissons osmazômées.

Les boissons, dans quelques circonstances, sont préparées à froid; mais lorsqu'on veut qu'elles retiennent, pour le transmettre, le principe fugace, et odorant des substances, il faut que le calorique porté environ à 43—75 du thermomètre centigrade, abonde dans l'excipient, afin qu'il en devienne plus actif.

Ce même excipient a besoin d'être saturé de calorique, et que ce dernier soit porté à 100—00 du même thermomètre, lorsqu'on veut qu'il s'empare des parties extractives, qu'il en détermine la solubilité. C'est ce que l'on appelle *infusion, décoction*, termes à double entente, dont on se sert pour désigner à la fois l'opération et son produit. Dans cette méthode, ces termes sont inutiles ; la boisson de fleurs de tilleul est *un hydropotite par infusion*, et celle d'une racine quelconque, est *un hydropotite par décoction*. Ces mots *par infusion* et par *décoction* n'ont pas même besoin d'être ajoutés dans la prescription médicale, car le pharmacien doit connaître les principes de l'art qu'il exerce ; cependant si l'on voulait, dans certaines circonstances, désigner le produit de ces opérations, sans tenir compte de l'excipient, comme cela a lieu dans les rapports d'analyse, je pense qu'il faudrait dire *infusé, décocté*. Schwilgué a indiqué le premier de ces termes, et je me sers du second ; tant j'ai peine à croire que jamais les mots *infusum*, *decoctum* soient admis en définitive dans notre langue : c'est un reproche continuel fait à sa pauvreté.

Toutes les boissons dont je viens de parler se prennent par verrées, et leur volume est environ d'un demi-litre à un litre. Il en est d'autres qu'on administre par cuillerées, plus rarement en une seule fois ; leur volume est d'un centilitre à deux décilitres : ce sont les potions. Il me semble qu'entre la boisson et la potion, la plus grande différence est dans le volume, et l'on pourrait en tenir compte, en disant boisson, ou hydropotites par cuillerées, ou bien en se servant d'un diminutif; c'est ce qui m'avait fait donner le nom d'*hydropotinite*, lorsque je m'occupai des médicamens magistraux.

On doit convenir que l'eau n'est pas toujours le seul excipient des potions; mais il faut se rappeler ce que j'entends par excipient; c'est un corps que l'on remarque dans les composés, par sa force dissolvante, tel que l'alcohol, ou conservatrice, tel que le sucre; qui agit par sa masse, souvent par sa propre énergie, ou qui reçoit les corps qui en ont une plus grande que la sienne, *ad excipienda valentiora medicamenta inservit* (Cod.); et c'est le véritable sens du verbe *excipere*, dont il tire son origine. Les hydroolés ou les hydroolats jouent quelquefois ce rôle d'excipient dans la potion; mais il arrive souvent que ce sont les oléols. Dans ce dernier cas, on peut dire *oléopotinite*. C'est ainsi que dans les lotions, le lait et quelquefois le vin, sont les vrais excipiens; il est facile alors de dire *oenolite*, ou *galactolite*: quelques exceptions assez rares ne suffisent pas pour détruire un principe établi.

J'ai cru devoir, pour les hydroolites, dresser le tableau suivant de leurs espèces :

ESPÈCES (1) ET USAGES.	NOMS NOUVEAUX.	NOMS ANCIENS	VARIÉTÉS.
1re. ESPÈCE : Ceux destinés à être pris à l'intérieur, pour agir sur les surfaces de l'estomac.	Hydro-Potites.	Boissons.	Tisanes, Potions, Apozèmes.
2e. ESPÈCE : Ceux destinés à agir sur les surfaces extérieures du corps et de ses parties.	Hydrolotites.	Lotions.	Fomentations.
3e. ESPÈCE : Ceux destinés à être introduits dans les cavités quelconques, et dans celles des plaies.	Hydroénemites.	Injections.	Collyres. Gargarismes.

DEUXIÈME ORDRE.

Saccharolitiques.

Un seul genre. — SACCHAROLITES.

Les saccharolites sont les loochs, les émulsions, etc. L'émulsion, qui doit sa blancheur et sa consistance au parenchyme huileux des semences émulsives auxquelles elle enlève une portion d'huile et d'amidon, a été rangée dans cet ordre, parce qu'on a consi-

(1) J'ai, depuis, dans un ancien dispensaire (*Inclytæ reipubl. Colonien.*) trouvé cette division, mais appliquée à tous les médicamens en général, et expliquée en ces termes : *Materiæ medicamentorum quædam intra corpus assumuntur : Quædam exterius ad corpus admoventur : quædam foris applicantur, superficiem tamen internam subeunt.*

déré le sucre comme jouant ici le rôle d'*excipient conservateur.*

Le looch ne diffère de l'émulsion que par la petite quantité de mucilage qui augmente sa densité, ou plutôt la différence qui existe entre ces composés, est la même qu'on retrouve entre la boisson et la potion, celle du volume et de l'emploi. On peut dire cependant *saccharolite amandé gommeux.*

TROISIÈME ORDRE.

Mucolitiques.

Un seul genre. — Les mucolites.

Les mucolites sont les mucilages. La nouvelle pharmacopée française en offre plusieurs exemples, tels que les mucolites de semences de coing, de semences de lin, de *psyllium*, etc.

Les mucolites sont sous-divisés par les *mucostites,* qui sont les cataplasmes.

Cataplasme, médicament visqueux, d'une consistance pulteuse, ou de bouillie, destiné à être appliqué à l'extérieur, et qui doit cette consistance au mucilage fourni par les farines : l'eau ou le lait n'en sont point la base. On peut dire que le corps muqueux y joue le principal rôle. (*Note extraite du second Mémoire.*)

---

(1) Il y a toujours une substance mucilagineuse qui reçoit les pulpes, poudres, huiles et onguens. L'excipient mucilagineux est nécessaire à la formation des cataplasmes. (Baumé, *Élémens de Pharmacie*, 714.)

DEUXIÈME SÉRIE.

Achronizoïques sans excipient.

PREMIER ORDRE.

Opolitiques.

Un seul genre. — LES OPOLITES.

Les opolites sont les sucs inodores de plantes, préparés extemporanément; sucs d'herbes. Exemple, les opolites de cresson, de bourrache, etc.

DEUXIÈME ORDRE.

Pulpolitiques.

Un seul genre. — PULPOLITES.

Les pulpolites sont les pulpes médicinales.

J'avais créé un troisième ordre sous le nom d'*énemites*, qui se partageait en énemites solides, et en énemites mous.

Les premiers étaient les collyres secs (1), ou *siefs*, les injections sèches.

Les seconds étaient les suppositoires, rangés les uns et les autres parmi les injections. Je laisse aux pharmacologistes à prononcer sur l'avantage de cette distribution.

Il n'a pas été question non plus des trochisques;

---

(1) *Dentifricia, collyria sicca, errhina solida sub nomine injectionis solidæ subjici debent.* (Ph. Hispanica, 128.)

mais une classification rigoureuse de ce genre de médicamens n'est pas d'une grande importance, puisqu'on en fait maintenant peu d'usage, à l'exception de ceux de *minium*, et que la pharmacopée française les a rejetés. Je me suis déterminé à les ranger provisoirement à la suite des poudres, sous le nom de pulvérolés *agglomérés*.

APPENDICE

A LA NOMENCLATURE.

DES TERMINAISONS.

Selon cette nomenclature, tous les médicamens chronizoïques qui composent la première classe, ont la terminaison en *é*, et les achronizoïques, qui forment la deuxième classe, l'ont en *ite*; ainsi le terme *hydroolé* signifie un médicament officinal, dont l'eau est l'excipient, et le terme *hydroolite*, un médicament magistral qui reconnaît pour excipient le même liquide. La terminaison fait connaître de suite la nature et la classe du composé.

La terminaison en *é*, propre aux chronizoïques, s'applique en général, pour la première série, aux médicamens que l'on obtient par solution, mais celle en *at*, est consacrée à ceux que la distillation fournit.

La terminaison en *ique*, est affectée aux ordres pour les chronizoïques; ex. : les *hydrooliques*, et celle en *itiques*, aux ordres pour les achronizoïques; ex. : les *hydroolitiques*.

La terminaison *ol*, est affectée aux termes de nouvelle création, soit qu'ils représentent un excipient, comme ceux-ci : *hydrool, saccharol, alcohol, œnol*, etc., ou qu'ils soient simplement de première origine, *primordiaux*, tels qu'*opol, mucol, amidol*.

Les huiles seules par expression offrent cette désinence en *ol*, parce que, comprises dans la nomenclature, il devenait nécessaire de les distinguer des huiles par infusion, ou coction, qui avaient déjà la terminaison en *é*.

Ainsi, dans les chronizoïques, terminaison en *ique*, pour les ordres, et en *é* pour les genres.

Dans les achronizoïques, terminaison en *itique*, pour les ordres, et en *ique*, pour les genres.

Terminaison en *ol*, pour les termés primordiaux, et pour ceux qui représentent un excipient.

Terminaison en *àt*, pour les produits pharmaceutiques distillés.

DE LA FORMATION DES NOMS SPÉCIFIQUES.

On a vu, par tout ce qui précède, comment sont formés les noms génériques : ils sont tirés des corps à l'état d'excipient, comme l'hydrool, le saccharol, l'oléol, etc., ou bien des corps qui ne sont pas à l'état d'excipient, et alors ils en expriment simplement la condition, ou la nature particulière, comme le pulvérol, l'amidol, le pulpol. Ils ont, dans ce dernier cas, été appelés noms *primordiaux* ; mais une nomenclature se compose de noms génériques et de noms spécifiques ; c'est de ces derniers qu'il va être question. Banarès a posé quelques principes à cet égard.

On n'était point embarrassé autrefois de la formation des noms spécifiques. On ne suivait aucun plan, aucune méthode. Les noms les plus bizarres et les plus ridicules étaient prodigués ; l'état du langage se rapportait à l'état de la science. On avait souvent recours aux propriétés qu'on avait cru reconnaître dans les médicamens ; de là ces termes de *céphalique*, de *nerval*, d'*acoustique*, ces épithètes de *suppuratif*, d'*anodin*, de *fondant*, de *carminatif*, et ces dérivés plus effrayans de *cholagogues*, *emménagogues*, et *panchymagogues*.

Il arrivait aussi qu'au lieu d'un seul adjectif, on jugeait plus convenable d'employer une périphrase, comme *Baume pour la piqûre*, *Baume contre les convulsions*, et une foule d'autres dus à la même imaginative, qui attestent l'enfance de l'art, et nous avertissent que notre langage a vieilli, qu'il nous échappe, bien que nous ayons encore un peu d'habitude pour lui. Dans d'autres circonstances, le nom de l'inventeur suffisait ; aussi les noms des *Crollius*, des *Batéus*, de *Lemort*, de *Quercétan*, figurent-ils à chaque page dans nos anciennes pharmacopées. Nous n'avons pas aujourd'hui les mêmes ressources. On n'a plus le même empressement pour attacher son nom à des médicamens qui pourront à leur tour tomber en désuétude, et qui conduiraient mal leurs auteurs à l'immortalité. D'une autre part, nous n'avons aucun moyen de bien préciser les propriétés des médicamens. En effet, si les propriétés médicales, comme l'a très-bien démontré M. Gap, Pharmacien distingué de Lyon (dans un Memoire couronné par la Société de Médecine de Paris), ne peuvent servir à classer les médicamens, elles peuvent encore moins servir à les *spécifier*. Il faut donc recourir à d'autres règles pour la formation des noms spécifiques.

Pour y parvenir, considérons en premier lieu les médicamens sous le rapport de leur composition. Lorsque dans un médicament, il entre un corps liquide et un corps solide, le nom générique doit être tiré du premier, s'il sert de base ou d'excipient, et le nom spécifique, du corps solide (1). Exemples : *l'alcoholé de succin*, *l'alcoholé de quinquina*, *l'œnolé de scille*. Il n'y a rien qui puisse ici faire redouter l'emploi de la nomenclature. Ces termes sont faciles, ainsi que ceux *d'alcoholat de lavande*, *de citron*, *de mélisse*, *de romarin*, *de cochlearia*, et les analogues, qui sont conservés dans le nouveau vocabulaire, et que nous employons journellement. On pourrait, à la rigueur, faire disparaître cette particule qui unit les deux substantifs. De même que l'on dit dans le langage actuel, *oximel scillitique*, *vin scillitique*, on pourrait éga-

(1) *Los compuestos farmaceuticos en que entran liquidos y solidos, deben tomar el nombre generico de los liquidos di una Misma naturalezza, que sirven de base o excipiente.* (Banarès.)

lement, à volonté, convertir le second substantif en adjectif, et dire *alcoholat lavandulique*, *alcoholat citrique.* Faire cette remarque, que cela pourrait se pratiquer, ce n'est point en faire une des conditions de la nomenclature. Il s'est trouvé cependant, des hommes instruits, qui ont pensé qu'un changement à faire dans le langage pharmaceutique, ce serait d'employer cette conversion. Elle deviendrait toutefois difficile pour certaines dénominations, comme dans les mots, *orge*, *sureau*, *genièvre*, *nerprun*, etc., que je cite au hasard, à moins de commencer par les traduire en latin ; on trouverait alors facilement les termes correspondans, *hordéique*, *sambucique*, *junipéré*, ou *juniperique* et *rhamnique.*

Lorsque les composés offrent la réunion de deux liquides, il faut en tenir compte, et l'usage a déjà consacré ce principe : ainsi, au lieu de dire *esprit de vitriol doux*, on dit, *alcohol sulfurique... alcohol hydrochlorique,... et alcohol nitrique.* L'acide sulfurique affaibli nous offre un exemple pareil. C'est un acide modifié ou étendu par l'eau ; c'est *l'acide sulfurique aqueux* qu'on pourrait appeler *acide sulfurique hydroolisé.* Le vinaigre distillé n'est pas toujours exactement désigné, depuis que les expériences de M. Darracq lui ont fait perdre le nom d'acide acéteux : il porte dans le *Codex* celui d'acide acétique plus faible ; on dit encore acide acétique étendu d'eau : ce serait *l'acide acétique hydroolisé*, à moins qu'en le considérant comme une préparation

6

pharmaceutique, un vinaigre par distillation, on ne lui donnât le nom *d'oxéolat*, conformément aux principes de cette nomenclature, et c'est celui qu'il porte dans cet opuscule.

L'eau-de-vie est un liquide composé d'eau et d'alcohol, l'un et l'autre dans des proportions relatives. Il est utile de lui donner un nom, pour parvenir à celui des médicamens, dont elle forme l'excipient, comme les eaux-de-vie de gayac, camphrée, etc. Je pense que le terme *hydralcohol* pourrait être adopté médicalement. Il serait appliqué à l'eau-de-vie, ou alcohol qui n'atteindrait pas 22 degrés, (aréomètre de Baumé, (12, d'hollande.)

La consistance, la couleur, sont encore des moyens qui nous sont offerts pour établir des distinctions parmi les espèces diverses des composés.

Si le composé est formé d'huile, de cire et de substances résineuses, il prendra le nom générique *d'oléocérolé résineux*, et le nom spécifique sera tiré de la résine qui y domine : exemple, *l'oléo-cérolé résineux de poix* (onguent basilicum.)

S'il a pour base un corps gras, et s'il est à l'état mou, il prendra le nom générique de *stéarolé mou*, et le nom spécifique sera, comme ci-dessus, tiré du corps prévalant, et qui imprime au médicament un caractère particulier.

Lorsque la dénomination adoptée aidera à reconnaître le médicament, ce sera nécessairement un avantage de plus. Ainsi le baume d'arcæus, dans lequel on remarque la résine élemi, portera le nom de *stéarolé mou d'élemi*, ainsi qu'il est désigné dans la pharmacopée portugaise.

Lorsque le composé formé de corps gras sera à l'état solide, il devra prendre le nom de *stéarolé solide*, et le terme spécifique se formera d'après les règles ci-dessus ; cependant s'il y entre une substance, qui, bien qu'elle n'y soit pas en plus grande proportion que celles avec lesquelles elle se trouve assimilée, constitue néanmoins la partie réputée active du médicament, c'est cette substance qui fournira le nom spécifique ; ainsi l'emplâtre de cigüe portera le nom de *stéarolé solide de cigüe*, l'emplâtre de mélilot, celui de *stéarolé solide de mélilot.*

Si, outre les corps gras, il entre des oxides métalliques par combinaison, ces composés prendront, comme on l'a vu, le nom de *stéarates* (*oléo-margarates*, (Chevreul), et le nom générique se formera du corps qui domine dans l'emplâtre. Ainsi l'emplâtre diachylon gommé, tirait son nom de διὰ et Χυλον mucilage, à cause de l'huile de mucilage qui en faisait partie. Ce nom ne convient plus aujourd'hui, que l'emplâtre diachylon gommé n'est composé en partie que d'emplâtre simple et de gommes résines ; *stéarate de gommes résines*.

Les confections portent le nom générique de *saccharidés*, attendu que le sucre n'y est que par intermède. Il y en a qui sont reconnaissables à l'odeur qu'elles exhalent, comme la confection hyacinthe ; on n'emploie plus les hyacinthes que la faculté de Paris avait long-temps conservées. C'est le safran qui doit donner le nom spécifique ; on dira *saccharidé mou de safran*, et il faudra ajouter le terme *polyamique*, pour rappeler les autres substances qui entrent dans sa préparation.

Observons que selon le sentiment de Banarès, on ne peut s'exposer qu'avec précaution à donner des noms absolus, parce que les substances qui entrent dans beaucoup de compositions s'altèrent, se décomposent, forment des combinaisons nouvelles qu'il est difficile de connaître. Il faut donc faire attention que les substances qu'on choisit comme principales, ne soient pas susceptibles d'altérations manifestes.

En admettant cette raison, on serait peut-être blamable de s'en prendre à la couleur des médicamens pour en tirer des caractères; cependant elle doit être regardée comme peu variable, en ce sens que le médicament doit toujours représenter ses qualités physiques. On ne s'en servira d'ailleurs comme d'un caractère distinctif, que lorsque la couleur sera prononcée, et qu'il n'y aura pas eu moyen d'en agir autrement. Ainsi, l'on peut, dès à présent, dire *alcoholé rouge* pour remplacer ce nom de *teinture aromatique* donné à l'eau rouge dans le nouveau *Codex*, d'autant plus que l'eau de *bon ferme* est désignée dans l'ouvrage par ce même nom de *teinture aromatique*. Il est vrai qu'on a ajouté le mot de composé à la première; mais la seconde est également composée d'un grand nombre de substances. L'eau de bon ferme, dans le vocabulaire qui suit, porte le nom d'*alcoholé rouge de muscade ;* le baume de genièvre, celui d'*oléo-cérolé rouge de térébenthine.*

Lorsque le médicament se compose de beaucoup de substances, et qu'il en renferme plusieurs qui semblent lui donner une égale énergie, on est obligé de donner plus de longueur à la dénomination. Ainsi la poudre cathartique est le *pulvérolé de jalap et de scamonée ;* la poudre cornachine est le *pulvérolé de scamonée et d'oxide d'antimoine ;* la poudre de Dower est le *pulvérolé d'ipécacuanha et d'opium ;* la poudre de James est le *pulvérolé de phosphate de chaux et d'antimoine.* Remarquons, qu'à l'exception du terme générique, ces noms sont ceux de la nouvelle pharmacopée française.

Cette nécessité dans la création des termes de multiplier les rapports qu'ils indiquent, alongent évidemment les mots; mais le langage nouveau que je propose peut, en compensation, se prêter à quelques abréviations naturelles. Il faut croire aussi qu'on parviendra à remplacer ces expressions de *mou*, de *solide* et de *liquide ;* j'en ai hasardé un exemple, page 25. Les noms génériques et spécifiques pourront, dans certaines circonstances, n'en former qu'un, comme dans les sinapismes, qui ne sont que des cataplasmes de farine de moutarde : on pourra dire *mucosto-sinapique.* L'onguent d'althéa est un composé d'huile, de térébenthine, de mucilage et de cire; c'est, suivant les règles qu'on a indiquées, un *oléocérolé de térébenthine et de mucilage;* on dira plus simplement, *oléocéromucol de térébenthine.*

Ces dernières abréviations, et d'autres qu'il serait facile de trouver, parce que les termes nouveaux ont cet avantage sur les anciens, qu'ils peuvent aisément se décomposer, prendre des syllabes augmentatives ou diminutives, ne sont pas non plus une des conditions de la nomenclature. Je ne fais ici que donner de simples aperçus de ce que l'on pourrait tenter à l'avenir pour rendre ce langage plus bref.

Que l'on compare toutefois ces dénominations, elles ne sont pas plus difficiles que celles qui existent; mais elles représentent beaucoup plus de choses à l'esprit.

« Pour qu'une nomenclature soit bonne, elle doit » offrir beaucoup de ces mots composés qui éclai» rent l'esprit et soulagent la mémoire. Les choses » sont d'autant plus faciles à retenir, que les mots » qui les désignent ont été choisis avec méthode; » car alors les mots eux-mêmes servent à réveiller » l'idée des choses. » (*Notions sur la nomenclature décimale*, page 15, 1819.)

Enfin plusieurs dénominations peut-être un peu longues, ne pourront être réduites, et porteront ce vice obligé des nomenclatures. Nos ancêtres en avaient d'effrayantes dans ce genre, quand on songe aux poudres *diathamaron* et *diaspoliticon*, aux *diacolocynthidos* et *diapompholigos*. Banarès remarque avec raison que les modernes eux-mêmes n'ont pas toujours été les maîtres d'éviter cet inconvénient. En effet, prenons les deux termes les plus courts du vocabulaire chimique, ceux d'*émétique* et d'*alun*. Il faudrait aujourd'hui, pour être exact dire, pour le premier, *deutotartrate de potassium, et de protoxide d'antimoine ;* et pour le second, *surprotosulfate d'aluminium, d'ammoniaque, et de deutoxide de potassium*. Il est vrai que ces exemples sont rares: la nomenclature pharmaceutique n'offrira rien de semblable. Il faut avouer toutefois que ses circonlocutions seraient encore plus extraordinaires, s'il fallait dans certains composés, tels que les opiats et les électuaires, quelques élixirs, tenir compte de chacune des substances qui les composent; mais il faut rejeter cette prétention. Il ne faut choisir pour terme spécifique que le corps le plus saillant du composé, qui y abonde, ou qui affecte le plus nos sens, ou qui se rapproche le mieux des anciens noms (afin que la mémoire en soit aidée), et autour duquel sont comme groupées toutes les autres substances qui font partie du médicament. Mais cette complication dans les compositions pharmaceutiques, qui rend plus difficiles les moyens de les nommer, ne tend pas à s'augmenter, et il est probable que dans un temps peu éloigné, elle n'offrira pas de raisons assez fortes pour que l'on puisse s'en faire une arme contre cette nomenclature.

ACADÉMIE ROYALE DE MÉDECINE.

SECTION DE PHARMACIE.

A M. Chéreau, pharmacien à Paris.

Monsieur,

L'Académie, dans sa séance du 25 avril dernier, a entendu avec beaucoup d'intérêt le rapport qui lui a été fait sur le projet de nomenclature pharmaceutique que vous lui avez adressé. Elle me charge de vous remercier en son nom de cette communication et du zèle que vous mettez dans des recherches arides, difficiles, mais qui tendent essentiellement au perfectionnement de la thérapeutique et de la pharmacie. Je suis autorisé, Monsieur, à vous communiquer le rapport (1) de MM. Robiquet, Pelletier et Henry, dont vous pourrez prendre copie, si cela vous est agréable, et que vous pourrez même

(1) Ce premier rapport a été inséré en entier dans le *Journal de Pharmacie*, tome VIII, page 15. — J'ai cru ne devoir alors imprimer ici que le second rapport qui n'avait pas été rendu public. A. C.

faire imprimer, si vous le jugez à propos, pourvu que vous le publiez en entier et non par extrait.

J'ai l'honneur d'être avec une parfaite considération,

Monsieur,

Votre dévoué serviteur,

C.-L. CADET DE GASSICOURT,

Secrétaire de l'Académie, section de pharmacie.

Paris, 9 mai 1821.

ACADÉMIE ROYALE DE MÉDECINE.

SECTION DE PHARMACIE.

Rapport sur un second Mémoire, relatif à un projet de Nomenclature pharmaceutique, présenté à la section de pharmacie par M. Chereau, pharmacien à Paris.

Par MM. Pelletier, Robiquet et Henry.

Messieurs,

Vous avez nommé, l'an dernier, une commission composée de MM. Robiquet; Pelletier et moi, pour vous présenter des observations sur un projet de nomenclature adressé à l'Académie par M. Chereau, pharmacien à Paris, membre de la société de pharmacie.

Le rapport et les conclusions ont été adoptés, et un extrait a été remis à l'auteur par M. le secrétaire.

M. Chereau vient de présenter à l'Académie de nouvelles observations sur la nomenclature pharmaceutique, portant cette épigraphe :

C'est l'analyse qui fait les langues, et qui crée les arts et les sciences.
(*Logique de Condillac.*)

Vous avez invité la même commission à vous donner son avis sur ces nouvelles observations, et nous nous sommes chargés avec d'autant plus de plaisir de ce travail, que M. Chereau est un pharmacien érudit, très-versé dans les langues anciennes, et peut-être un de ceux qui sont le plus en état de présenter un bon travail sur cette partie très-aride de la pharmacie.

L'auteur, dans ce second mémoire, s'appuyant sur l'autorité très-respectable de M. Lavoisier, démontre la nécessité de réformer la nomenclature pharmaceutique, et convient avec nous qu'il faut laisser au temps le soin d'introduire cette nomenclature ; « *qui, employée d'abord dans les ouvrages* » *modernes, ne tarderait pas à s'immiscer dans la pratique, et qui peut-être ne produirait pas plus de* » *désordre que n'en ont produit les termes chimiques* » *qui ont tant de fois varié.* »

L'auteur a partagé notre opinion sur cet objet, et a reconnu quelques-unes de nos observations ; aussi la nomenclature qu'il présente aujourd'hui est-elle plus régulière.

Dans notre premier rapport, nous avons représenté la nécessité de compléter la nomenclature, en y comprenant les médicamens extemporanés, ou magistraux ; l'auteur a répondu à nos désirs en créant une série de noms propres à désigner les médicamens de courte durée.

Nous ne répéterons pas ce que nous avons déjà

dit sur la difficulté d'admettre *sur le champ* dans la pratique la nomenclature de M. Chereau, puisqu'il convient lui-même que le temps peut amener des améliorations dans cette partie du langage pharmaceutique.

Nous lui accorderons aussi que l'emploi de l'étymologie grecque n'a rien de difficile, et que cette langue n'étant pas négligée dans l'instruction, on pourra, par la suite, adopter cette nomenclature, qui ne sera pas plus difficile que l'ancienne pour ceux qui commenceront l'étude de la pharmacie.

M. Chereau entre ensuite dans quelques développemens, et il convient que ce n'est pas pour recourir à une vaine érudition, qu'il a puisé dans la langue grecque, les termes dont il s'est servi; nous le connaissons trop bien pour entreprendre de le défendre sur ce point. Nous savons que, livré à l'étude, son unique but est d'être utile, et qu'il est loin de rechercher des éloges, quoique son travail présente des idées exactes et très-étendues.

L'auteur entre ensuite dans la discussion de son mémoire, et prouve que les termes *œnol*, *oxeol*, etc. ne sont que conditionnels, qu'ils ne peuvent avoir lieu, que si l'on convient de donner une signification spéciale à ces mots, d'entendre par là un médicament résultant de l'action du vin, du vinaigre, etc. sur une ou plusieurs substances qui les constituent réellement médicament. C'est par cette base qu'il établit les noms *génériques*. Quant aux termes *spécifiques*, il se sert de la particule *de*... telle ou telle substance.

Suivant l'auteur, les expressions de *vin d'opium*, *vinaigre de scille*, présentent de fausses idées en ce que le vin, ni le vinaigre ne sont contenus dans l'opium, ou la scille, ni ne résultent de leurs principes mis en action, tandis qu'il n'en est pas de même des termes *œnol d'opium*, *oxeol de scille*, qui expriment des médicamens retirés de l'union des principes médicamenteux avec l'opium, etc.

Une autre considération est que les noms de vin, de vinaigre, sont des dénominations *stériles*, car ils ne sont susceptibles de recevoir ni augmentatif, ni diminutif; tandis que les termes génériques qu'il propose donnent naissance à des dérivés : ainsi le mot *hydrool*, donne *hydroolé*, *hydroolat*, *hydroolite*, avantage que ne présentent pas les noms anciens, vin, vinaigre, huile, etc. Nous pouvons assurer que si l'on peut répondre, que la dénomination de *vin d'opium*, dans le langage pharmaceutique, exprime non du vin tiré de l'opium, mais un mélange résultant de l'action dissolvante du vin sur l'opium, on ne peut se dissimuler cependant, qu'en se servant des nouveaux termes, on pourra désigner plusieurs genres de médicamens qui deviennent difficiles à classer; ainsi, les *solutums* aqueux, les eaux minérales, ont pour chaque genre la même expression *eau* dans les ouvrages anciens, tandis qu'en adoptant la proposition de M. Chereau, chaque genre serait désigné par un nom dérivatif, par exemple :

le mot *hydrool*, signifierait un *solutum* aqueux, celui d'*hydroolat*, une eau distillée, *hydroolite*, un *infusum* aqueux.

M. Chereau, pour répondre à l'objection qui lui a été faite dans le premier rapport, que la nomenclature ne pouvait s'appliquer qu'aux médicamens officinaux ou *chronizoïques*, propose aujourd'hui d'en faire l'application aux médicamens magistraux qu'il a nommés *achronizoïques*, en se servant des expressions employées pour les distinguer des médicamens officinaux, il donne aux magistraux une terminaison en *ite*, tandis que les premiers en ont une en *ol*.

Les médicamens, comme dans le premier mémoire, sont divisés en deux classes, les *chronizoïques* et les *achronizoïques*.

Les achonizoïques sont divisés en trois sections, les sections en ordres, les ordres en genres, et les genres en espèces.

La première classe contient donc les achronizoïques ; il en forme trois sections.

1re. section, achronizoïques, avec excipient.

2me. section, *idem*, avec excipient variable.

3me. section, *idem*, sans excipient.

Première section. — 1er. ordre. Les médicamens portent le nom *d'hydroolites*, parce que l'eau sert d'excipient ; mais comme parmi eux, beaucoup sont donnés sous les noms de tisane, potion, fomentation, injection , etc. L'auteur établit plusieurs genres sont le nom de boissons, lotions et injections.

Les premiers sont nommés hydroolites ;

Les 2mes. . . . . hydropotites ;

Les 3mes. . . . . hydroénémites.

Le 2mes. ordre de la première section comprend les médicamens dont le muqueux est l'excipient.

Il désigne cet ordre sous le nom de *muscotite*, il fait deux genres, les mucilages, les cataplasmes.

Mucolites, les mucilages ;

Mucostites, les cataplasmes.

La 2me. section comprend le *achronizoïques* avec excipient variable, divisés en deux ordres.

1er. ordre : les *les pulpolites*, les pulpes.

2me. ordre : *les saccharolites*, préparations magisgistrales avec le sucre.

La 3me. section ne comprend qu'un seul ordre : *les opolites*, sucs d'herbes.

Nous passons sous silence la classification des médicamens *chronizoïques* ; nous avons traité cette partie dans notre premier rapport. Nous observerons seulement que M. Chereau, adoptant nos observations, a fait quelques changemens heureux dans les dénominations des ordres, des espèces, de cette classe de médicamens officinaux.

Nous ne doutons pas que le temps ne corrige quelques expressions qui sont un peu longues et difficiles à prononcer, que l'auteur s'empressera sans doute de les abréger, ou de les modifier. Au reste, ne sait-on pas que la nomenclature chimique a plus d'une fois changé ses termes, sans toucher à l'ordre méthodique si heureusement établi par ses auteurs.

Nous terminons notre rapport, en répétant ce que nous avons dit plus haut, etc.

Nous proposons de remercier l'auteur de ses nouvelles observations, que le temps pourra sanctionner.

PELLETIER, ROBIQUET, HENRY,
Rapporteur.

Nota. Cette division des chronizoïques et des achronizoïques en trois sections, a été réduite à deux par M. Henry. Voir la communication faite à l'Académie, (Journal de Pharmacie, tome 10, page 126.)

NOMENCLATURE

PHARMACEUTIQUE,

PROPOSÉE PAR A. CHÉREAU.

ABRÉGÉ *de Synonymie ancienne et nouvelle, par ordre alphabétique, pour servir à la connaissance et à l'emploi de la Nomenclature.*

Nota. Je n'ai pas eu intention de donner ici un Vocabulaire complet, mais de présenter seulement quelques exemples de synonymes, en suivant le plus ordinairement la table de la Nouvelle Pharmacopée française.

Les abréviations *mon.* et *pol.* signifient, la première : *Monoïamique*, ou simple ; la seconde : *polyamique*, ou composé ; *abrév.* veut dire *par abréviation.*

Noms anciens.	Noms nouveaux, ou proposés.
A	A
Alcool (esprit de vin).	Alcohol.
Alcool camphré.	Alcohol camphré (1).
Apozème (1) antiscorbutique.	Hydroolite (2) de raifort pol.

(1) Les pharmacologistes disent que les apozèmes sont des tisanes chargées de parties extractives, etc. Cette définition n'est pas satisfaisante. αποζεμα veut dire simplement *décoction.* (Cadet.)

(1) Esprit-de-vin camphré de l'ancien Codex.

(2) Les Apozèmes ne sont que des décoctions *concentrées.* On pourrait leur adjoindre cette épithète. (A. Ch.)

Noms anciens.	Noms nouveaux.
Apozème des cinq racines.	Hydroolite des cinq racines.
Apozème laxatif.	Hydroolite de chicorée et sulfate de soude. (deuto).
Apozème purgatif.	Hydroolite de séné et sulfate de soude. (deuto).
B	B
Basilicum.	Oléo-cérolé résineux de poix.
Baume acoustique.	Oléolé de rhue et asafœtida.
Baume d'Arcæus.	Stéarolé mou d'élémi.
Baume apoplectique.	Oléolaté de styrax et musc.
Baume du Commandeur.	Alcoholé balsamique.
Baume de Fioraventi.	Alcoholé de térébenthine pol:
Baume de Geneviève.	Oléocérolé rouge de térébenthine.
Baume nerval ou nervin.	Oléolaté de baume du Pérou et camphre.
Baume opodeldoch.	Savon animal ammoniacal camphré.
Baume de soufre anisé.	Oléolaté d'anis sulfuré.
Baume tranquille.	Oléolé des narcotiques, *de stramoine* (ph. esp.)
Beurre de cacao.	Oléolé solide de cacao.
Bierre anti-scorbutique.	Brutolé de sapin pol:
Bierre de quinquina.	Brutolé de quinquina.
Bierre sapinette.	Brutolé de sapin pol:
Bols.	Saccharidés solides.
Bon ferme.	Alcoholé rouge de muscade.
Bouillon d'écrevisses.	Hydrozomite d'écrévisses.
Bouillon de grenouilles.	Hydrozomite de grenouilles.
Bouillon de limaçons.	Hydrozomite de limaçons.
Bouillon de tortue.	Hydrozomite de tortue.
Bouillon de vipère.	Hydrozomite de vipère.
Bouillon médicinal.	Hydrozomite (hydroolite osmazomé.)

Noms anciens.	Noms nouveaux.
C	C
Casse cuite.	Saccharolé mou de casse.
Cataplasme anodin.	Mucostite de pavot et jusquiame.
Cataplasme anti-pleurétique.	Mucostite de poivre et vinaigre.
Cataplasme anti-septique.	Mucostite de kina camphré.
Catholicon double.	Saccharidé mou de rhubarbe.
Cérat blanc.	Oléo-cérolé blanc.
Cérat jaune.	Oléo-cérolé jaune.
Cérat de quinquina.	Oléo-cérolé de quinquina.
Cérat de Saturne.	Oléo-cérolé de proto acétate de plomb.
Collyre anodin.	Hydro-énémite opiacé.
Collyre d'Helvétius.	Hydro-énémite de sels fondus au feu.
Collyre de Lanfranc.	OEnolé de sulfure d'arsenic.
Collyres liquides.	Hydro-énémites.
Collyres secs.	Enémites secs.
Confection alkermès.	Saccharidé de perles et kermès (phar. espagn.)
Confection d'hyacinthes.	Saccharidé mou de safran.
Conserve d'ache.	Saccharolé mou d'ache.
Conserve d'angélique.	Saccharolé mou d'angélique.
Conserve d'aunée.	Saccharolé mou d'aunée.
Conserve de casse.	Saccharolé mou de casse.
Conserve de cynorrhodon.	Saccharolé mou de cynorrhodon.
Conserve de roses rouges.	Saccharolé mou de roses r.
D	D
Décoction amère.	Hydroolite de gentiane pol:
Décoction blanche.	Hydroolite de corne de cerf pol : (1).

(1) Décoction de mie de pain, selon le nouveau Codex, mais

Noms anciens.	Noms nouveaux.
Décoction de casse.	Hydroolite de casse.
Décoction de gayac composé.	Hydroolite de gayac pol :
Décoction de gayac composée et purgative.	Hydroolite de gayac et séné.
Décoction d'orge.	Hydroolite d'orge.
Décoction de quinquina.	Hydroolite de quinquina mon:
Décoction de quinquina composée et laxative.	Hydroolite de quinquina pol :
Décoction de tamarins.	Hydroolite de tamarins.
Decoctum.	Décocté (2).
Diascordium.	Saccharidé de scordium opiacé.
Digestif.	Oléolé de térébenthine (par intermède).
E	E
Eau (considérée comme excipient.)	Hydrool.
Eau de bon ferme.	Alcoholé rouge de muscade.
Eau camphrée.	Hydroolite camphré.
Eau de chaux première.	Hydroolé de chaux potassé (Planche).
Eau de chaux seconde.	Hydroolé de chaux.
Eau de Cologne.	Alcoholat de citrons pol:
Eau éthérée.	Hydrool'éthéré.
Eau de goudron.	Hydroolé de goudron.
Eau de mélisse spiritueuse.	Alcoholat de mélisse pol :
Eau distillée.	Hydroolat.

la corne de cerf en est le principal ingrédient.

(1) Décoction est l'action de faire bouillir ; il manque un terme pour peindre le produit de cette action. (CADET.)

Noms anciens.	Noms nouveaux.
Eau distillée d'amandes amères.	Hydroolat d'amandes amères.
Eau distillée d'anis.	Hydroolat d'anis.
Eau distillée de bluet.	Hydroolat de bluet, ou *cyanéique.*
Eau distillée de bourrache.	Hydroolat de bourrache.
Eau distillée de camomille.	Hydroolat de camomille.
Eau distillée de canelle.	Hydroolat de canelle.
Eau distillée de cerises noires.	Hydroolat de cerises noires.
Eau distillée d'hysope.	Hydroolat d'hysope.
Eau distillée de laitue.	Hydroolat de laitue.
Eau distillée de menthe poivrée.	Hydroolat de menthe poivrée.
Eau distillée de morelle.	Hydroolat de morelle.
Eau distillée d'oranger.	Hydroolat de fleurs d'oranger.
Eau distillé de pariétaire.	Hydroolat de pariétaire.
Eau distillée de plantain.	Hydroolat de plantain.
Eau distillée de pivoine.	Hydroolat de pivoine.
Eau distillée de roses.	Hydroolat de roses.
Eau distillée de sureau.	Hydroolat de sureau.
Eau distillée de valériane.	Hydroolat de valériane.
Eau distillée de véronique.	Hydroolat de véronique.
Eau de luce.	Alcoholé ammoniacal de succin.
Eau minérale.	Hydroolé minéral, ou *hydroolure.*
Eau minérale d'Aix-la-Chapelle.	Hydroolé minéral d'Aix-la-Chapelle.
Eau minérale de Barèges.	Hydroolé minéral de Barèges.
Eau minérale de Balaruc.	Hydroolé minéral de Balaruc.
Eau minérale de Bourbonne.	Hydroolé minéral de Bourbonne.
Eau minérale de Bonnes.	Hydroolé minéral de Bonnes.
Eau minérale hydro-sulfurée.	Hydroolé minéral hydro-sulfuré.

Noms anciens.	Noms nouveaux.
Eau minérale de Pyrmont.	Hydroolé minéral de Pyrmont.
Eau minérale de Sedlitz.	Hydroolé minéral de Sedlitz.
Eau minérale de Seltz.	Hydroolé minéral de Seltz.
Eau minérale de Spa.	Hydroolé minéral de Spa.
Eau minérale de Vichy.	Hydroolé minéral de Vichy.
Eau de rabel.	Acide sulfurique alcoholisé.
Eau rouge.	Alcoholé rouge des labiées.
Eau thériacale.	Alcoholat thériacal.
Eau de Van-Swiéten.	Hydroolite de deutochlorure. de mercure.
Eau végéto-minérale.	Hydroolé de sous-carbonate de plomb.
Eau vulnéraire spiritueuse.	Alcoholat des labiées. — *Alcohol de sauge vulnérair.* (Ph. esp.)
Eau-de-vie.	Hydralcohol.
Eau-de-vie allemande.	Alcoholé de jalap et scamonée
Eau-de-vie camphrée.	Hydralcohol camphré.
Eau-de-vie de gayac.	Hydralcohol de gayac.
Electuaire d'aloes composé.	Saccharidé d'aloes pol :
Electuaire d'aloes, Protochlorure de mercure et fer.	Saccharidé d'aloes, protochlorure de mercure et fer.
Electuaire dentifrice.	Saccharidé dentifrice, ou *de corail pol* :
Electuaire diaphœnix.	Saccharidé de scamonée et turbith pol :
Electuaire lénitif.	Saccharidé de séné et pulpes, ou *pulpo-pol :*
Electuaire opiacé astringent.	Saccharidé de scordium opiacé. (Ph. esp.)
Electuaire polypharmaque.	Saccharidé d'opium septantoiamique (1).

(1) La thériaque se compose de soixante-dix substances médicamenteuses ; ou *corps iamiques*

Noms anciens.	Noms nouveaux.
Electuaire de quinquina.	Saccharidé de quinquina.
Electuaire de rhubarbe composé.	Saccharidé de rhubarbe pol:
Electuaire de safran perfectionné. (Codex.)	Saccharidé mou de safran.
Electuaire de séné et de pulpes de fruit composé.	Saccharidé de séné et pulpes, ou *pulpo-pol* :
Electuaire de scamonée et de turbith composé.	Saccharidé de scamonée et turbith.
Electuaires.	Saccharidés mous.
Elixir anti-septique de Chaussier.	Ethérolé de quinquina pol:
Elixir de Garus.	Alcoholat saccharidé de safran.
Elixir de longue-vie.	Alcoholé d'aloes pol:
Elixir de Stoughton.	Alcoholé de rhubarbe aloétique.
Elixir pour les scrophules.	Alcoholé de gentiane ammoniacal.
Elixir viscéral d'hoffmann.	Œnopostolé* d'écorces d'oranges amères.
Elixir vitriolique de Mynsicht.	Alcoholé de calament avec l'acide sulfurique.
Elixir parégorique d'Édimbourg.	Alcoholé ammoniacal opiacé.
Elixir parégorique de Londres.	Alcoholé d'opium camphré.
Emplâtre (par combinaison).	Stéarate, *oléo-margarate.*
Emplâtre (par simple mélange).	Stéarolé solide.

Elixir. — Faire un elixir, *elixare*, était chez les Latins, faire cuire de la viande avec expression, et *elixus* était pour eux ce que nous appelons un *consommé*. (CADET.)

Noms anciens.	*Noms nouveaux.*
Emplâtre agglutinatif.	Stéarolé solide de poix blanche.
Emplâtre agglutinatif d'André de la Croix.	Stéarolé solide de poix et résines, ou *stéarolé solide agglutinatif.*
Emplâtre de ciguë.	Stéarolé solide de cigue.
Emplâtre de cire.	Stéarolé solide de cire.
Emplâtre diabotanum.	Stéarate de protoxide de plomb sulfuré pol :
Emplâtre diachylon composé	Stéarate de gommes résines.
Emplâtre diapalme.	Stéarate de protoxide de plomb et zinc.
Emplâtre divin.	Stéarate de protoxide de plomb et cuivre.
Emplâtre de la mère, ou brun.	Stéarate de protoxide de plomb brûlé.
Emplâtre de minium.	Stéarate des deutoxides de plomb et zinc.
Emplâtre de mucilage.	Stéarolé solide de mucilage, *stéaro-mucol de résines et gommes résines.*
Emplâtre de Nuremberg.	Stéaraté de deutoxide de plomb et camphre.
Emplâtre des quatre fondans.	Stéarate des quatre, ou *tetrastéarate* (de τετραρες, quatre).
Emplâtre simple.	Stéarate de protoxide de plomb.
Emplâtre simple collant.	Stéarate de protoxide de plomb et poix.
Emplâtre styptique de Crollius.	Stéarate de deutoxide de zinc et camphre.
Emplâtre vésicatoire.	Stéarolé solide de cantharides.
Emplâtre vésicatoire anglais	Stéarolé mou de cantharides.
Emplâtre de Vigo, cum mercurio.	Stéarate de mercure pol :

Noms anciens.	Noms nouveaux.
Émulsion (lait d'amandes).	Saccharolite ou *hydro-saccharolite amandé.*
Emulsion de pignons doux.	Saccharolite ou *hydro-saccharolite de pignons doux.*
Emulsion de pistaches.	Saccharolite ou *hydro-saccharolite de pistaches.*
Emulsion purgative, avec la résine de jalap.	Saccharolite ou *hydro-saccharolite de résine de jalap.*
Émulsion purgative, avec l'huile de ricin.	Oléolite, ou *hydro-oléolite de ricin.*
Émulsion de semences froides.	Saccharolite ou *hydro-saccharolite de semences froides.*
Espèces amères.	Spéciolés de tanaisie et absynthe.
Espèces anthelminthiques.	Spéciolés de centaurée et absynthe.
Espèces astringentes.	Spéciolés de tormentille et bistorte.
Espèces carminatives.	Spéciolés d'anis et fenouil.
Espèces diurétiques.	Spéciolés des cinq racines.
Espèces béchiques, composées de fleurs.	Spéciolés des quatre fleurs.
Espèces béchiques, composées de fruits.	Spéciolés des quatre fruits.
Espèces vulnéraires.	Spéciolés des labiées (1).
Esprit d'absynthe.	Alcoholat d'absynthe.
Esprit antiscorbutique composé.	Alcoholat de cochléaria pol:
Esprit de basilic.	Alcoholat de basilic, ou *ocimique.*
Esprit de camomille.	Alcoholat de camomille.
Esprit de canelle.	Alcoholat de canelle.

(1) Sur sept plantes, on compte six labiées et une corymbifère.

Noms anciens.	Noms nouveaux.
Esprit carminatif de Silvins.	Alcoholat des aromates (1), blanc.
Esprit de citrons.	Alcoholat de citrons.
Esprit de cochléaria.	Alcoholat de cochléaria.
Esprit d'hysope.	Alcoholat d'hysope.
Esprit de lavande.	Alcoholat de lavande.
Esprit de roses.	Alcoholat de roses.
Esprit de romarin.	Alcoholat de romarin.
Esprit de thym.	Alcoholat de thym.
Esprit de vin.	Alcohol.
Esprit volatil, huileux et aromatique de Silvins.	Alcoholat aromatique ammoniacal.
Éther.	Ether.
Ether de fleurs d'orangers.	Ethérolat de fleurs d'orangers, ou *naphique.*
Ether de laurier cerise.	Ethérolat de laurier cerise.
Ether de menthe poivrée.	Ethérolat de menthe poivrée.
Extrait d'absinthe.	Opostolé d'absinthe.
Extrait d'aconit avec la fécule.	Opostolé d'aconit et chlorophylle.
Extrait d'agaric blanc.	Opostolé d'agaric blanc.
Extrait d'aloës.	Opostolé d'aloës.
Extrait d'aunée.	Opostolé d'aunée.
Extrait de belladone.	Opostolé de belladone.
Extrait de belladone, avec fécule.	Opostolé de belladone et chlorophylle.
Extrait de bourrache.	Opostolé de bourrache.
Extrait de cachou.	Opostolé de cachou.
Extrait de centaurée.	Opostolé de centaurée.
Extrait de cerfeuil.	Opostolé de cerfeuil.

(1) Les aromates entrent pour un tiers dans cet alcoholat; *blanc* pour le distinguer de *l'esprit volatil et huileux* qui ne tarde pas à se colorer. (Omis par le nouveau Codex.)

Noms anciens.	Noms nouveaux.
Extrait de chamœdris.	Opostolé de germandrée ordinaire.
Extrait de chardon bénit.	Opostolé de chardon bénit.
Extrait de ciguë.	Opostolé de ciguë.
Extrait de ciguë avec fécule.	Opostolé de ciguë et chlorophylle.
Extrait de coloquinte.	Opostolé de coloquinte.
Extrait de concombre sauvage.	Opostolé de concombre sauvage, ou *élatérique*.
Extrait de cresson.	Opostolé de cresson.
Extrait d'ellébore noir.	Opostolé d'ellébore noir, ou *mélampodique*.
Extrait de fiel de bœuf.	Opostolé de fiel de bœuf.
Extrait de fiel de veau.	Opostolé de fiel de veau.
Extrait de fumeterre.	Opostolé de fumeterre.
Extrait de genièvre.	Opostolé de genièvre, ou *junipéré*.
Extrait de gentiane.	Opostolé de gentiane.
Extrait de groseilles.	Opostolé de groseilles.
Extrait de houblon.	Opostolé de houblon, ou *lupulique*.
Extrait de jusquiame et fécule.	Opostolé de jusquiame et chlorophylle.
Extrait de menyanthe.	Opostolé de menyanthe.
Extrait de myrrhe.	Opostolé de myrrhe.
Extrait d'opium préparé à l'eau.	Opostolé d'opium.
Extrait d'opium par digestion.	Opostolé d'opium par digestion.
Extrait d'opium par fermentation.	Opostolé d'opium par fermentation.
Extrait d'opium par le vin.	Opostolé d'opium par le vin.
Extrait d'opium sec.	Opostolé sec d'opium.
Extrait de patience.	Opostolé de patience.
Extrait de quinquina.	Opostolé de quinquina.
Extrait de quinquina sec.	Opostolé de quinquina sec.
Extrait de réglisse.	Opostolé de réglisse.

Noms anciens.	Noms nouveaux.
Extrait de rhubarbe.	Opostolé de rhubarbe.
Extrait de rhubarbe sec.	Opostolé de rhubarbe sec.
Extrait de rhus toxicodendron.	Opostolé de *rhus toxicodendron*, ou de sumac traçant.
Extrait de séné.	Opostolé de séné.
Extrait de séné sec.	Opostolé de séné sec.
Extrait de sureau.	Opostolé de sureau.
Extrait de trèfle d'eau.	Opostolé de menyanthe.
Extrait de valériane.	Opostolé de valériane.
Extraits secs.	Opostolés secs, *opolanés* (1).
Extrait alcoholique de cantharides.	Opostolé alcoholique de cantharides.
Extrait alcoholique de quinquina.	Opostolé alcoholique de kina.
Extrait alcoholique de ratanhia.	Opostolé alcoholique de ratanhia.
F	F
*Fécule médicinale d'*arum.	Amidolé d'*arum*, ou de gouet tacheté.
Fécule médicinale de bryone.	Amidolé de bryone.
Fécule médicinale d'iris.	Amidolé d'iris.
Fomentation émolliente (1).	Hydrolotite des malvacées (2).
Fomentation émolliente et résolutive.	Hydrolotite des malvacées et proto-acétate de plomb.

(1) Les fomentations sont sèches, molles et liquides. A quoi bon le terme de fomentation, puisque les unes sont des cataplasmes, les autres des lotions, ou des linimens? (Cadet.)

(1) D'οπος, suc, et ανω, *exsicco*. Ce terme est là pour dénommer les extraits secs, si l'on jugeait que cela fût nécessaire, à cause de la différence qui existe entr'eux et les extraits mous.

(2) Ce sont les malvacées qui fournissent le plus de racine de guimauve au commerce.

Noms anciens.	Noms nouveaux.
Fomentation vineuse, aromatique et camphrée.	OEno-alcoholite aromatique et camphré.
G	G
Gargarisme.	Hydroénemite.
Gelée de coings.	Saccharolé mou de coings.
Gelée de corne de cerf.	Saccharolé mou (1) de corne de cerf.
Gelée de mousse de Corse.	Saccharolé mou d'helminthocorton.
Gelée de lichen d'islande.	Saccharolé mou de lichen.
Gelée de lichen et kina.	Saccharolé mou de lichen et kina.
Gouttes céphaliques anglaises.	Alcoholat de lavande ammoniacal.
Gouttes de Rousseau.	OEnolé d'opium.
H	H
Hiera picra.	Saccharidé d'aloes pol:
Huile animale de Dippel.	Oléolat pyrogéné de corne de cerf rect:
Huile d'anis soufrée.	Oléolaté d'anis sulfuré.
Huile de camomille.	Oléolé de camomille.
Huile de cantharides.	Oléolé de cantharides.
Huile de ciguë.	Oléolé de ciguë.
Huile de lys.	Oléolé de lys.
Huite de mélilot.	Oléolé de mélilot.
Huile de millepertuis.	Oléolé de millepertuis.
Huile de morelle.	Oléolé de morelle.
Huile de mucilage.	Oléolé de mucilage.
Huile de nicotiane.	Oléolé de nicotiane.
Huile de stramoine.	Oléolé de stramoine.
Huile de roses rouges.	Oléolé de roses rouges.

(1) Ou *gélatineux*.

Noms anciens.	Noms nouveaux.
Huile de rhue.	Oléolé de rhue.
Huile de vers.	Oléolé de vers.
Huile fixe d'amandes amères.	Oléol d'amandes amères.
Huile fixe d'amandes douces.	Oléol d'amandes douces.
Huile fixe de ben.	Oléol de ben.
Huile fixe de cacao.	Oléol solide de cacao.
Huile fixe de jaunes d'œufs.	Oléol d'œufs.
Huile fixe de lin.	Oléol de lin.
Huile fixe de noisettes.	Oléol de noisettes.
Huile fixe de noix.	Oléol de noix.
Huile fixe de pavots blancs.	Oléol de pavots blancs.
Huile de ricin.	Oléol de ricin.
Huile volatile d'absynthe.	Oléolat d'absynthe.
Huile volatile d'anis.	Oléolat solide d'anis.
Huile volatile de camomille.	Oléolat de camomille.
Huile volatile de canelle.	Oléolat de canelle.
Huile volatile de cajeput, ou kajeput.	Oléolat de cajeput.
Huile volatile de fenouil.	Oléolat de fenouil.
Huile volatile de fleurs d'orangers.	Oléolat de fleurs d'orangers.
Huile volatile de gérofle.	Oléolat de gérofle.
Huile volatile de lavande.	Oléolat de lavande.
Huile volatile de menthe poivrée.	Oléolat de menthe poivrée.
Huile volatile de rhue.	Oléolat de rhue.
Huile volatile de roses.	Oléolat solide de roses.
Huile volatile de sabine.	Oléolat de sabine.
Huile volatile de sauge.	Oléolat de sauge.
Huile volatile de succin.	Oléolat pyrogéné de succin.
Huile volatile de tanaisie.	Oléolat de tanaisie.
Huile volatile de thym.	Oléolat de thym.
Huile volatile empyreumatique.	Oléolat pyrogéné.
Huile volatile empyreumatique de corne de cerf.	Oléolat pyrogéné de corne de cerf.

Noms anciens.	Noms nouveaux.
Huile volatile empyreumatique de Dippel.	Oléolat pyrogéné de corne de cerf rect.
Huile volatile empyreumatique de succin.	Oléolat pyrogéné de succin.
Hydromel.	Hydro-mélol.
Hydromel vineux.	OEnolé hydro-mélique.
I J	**I J**
Infusum.	* Infusé.
Injections liquides.	Hydro-énemites.
Injections sèches.	Enémites.
Julep.	Hydro-potinite.
Julep anodin.	Hydro-potinite narcotique. (*abbrev:*) hydro-potino-narcotique.
L	**L**
Laudanum de Rousseau.	OEnolé d'opium.
Laudanum liquide de Sydenham.	OEnolé d'opium et safran.
Laudanum opiatum.	Opostolé sec d'opium.
Lénitif.	Saccharidé mou de séné, pulpes de casse et tamarins. (Ph. espag.)
Liniment (1) *camphré.*	Oléolite camphré.
Liniment de cantharides camphré.	Oléolite de cantharides camphré.

(1) Les linimens sont souvent des combinaisons d'huile et de chaux, d'huile et d'alkali volatil, et doivent être rangés parmi les savons. Quelques-uns ne contiennent que de l'huile et du camphre, et en considérant, comme l'a fait notre Code pharmaceutique, qu'ils sont pour la

Noms anciens.	Noms nouveaux.
Liniment savoneux opiacé.	Oléolite savoneux d'opium.
Liniment hydro-sulfuré savoneux.	Oléolite hydro-sulfuré savoneux.
Looch blanc.	Saccharolinite blanc.
Looch de jaunes d'œufs.	Saccharolinite de jaunes d'œufs.
Looch avec safran et pistaches.	Saccharolinite vert, *ou avec safran et pistaches.*
Looch sans émulsion.	Saccharolinite sans émulsion.
M	M
Miel de colchique.	Mélolé colchitique.
Miel de mercuriale.	Mélolé de mercuriale.
Miel de mercuriale composé.	Mélolé de mercuriale et gentiane, *ou pol*:
Miel rosat.	Mélolé de roses, ou *rhodonique.*
Miel scillitique.	Mélolé scillitique.
Mixture cathérétique.	Œnolé de sulfuré d'arsenic.
Mucilage.	Mucol.
Mucilage de gomme adragant.	Mucolite de gomme adragant.
Mucilage de gomme arabique	Mucolite de gomme arabique.
Mucilage de racine d'althœa.	Mucolite de racine de guimauve.
Mucilage de lin.	Mucolite de lin.
Mucilage de semences de coings.	Mucolite de semences de coings.
N	N
Néroli.	Oléolat de fleurs d'orangers.

plupart magistraux; *pleraque linimenta ex tempore prescribuntur*; ils doivent porter le nom d'*oléolites*.

Noms anciens.	Noms nouveaux.
O	O
Oléo saccharum.	Oléo-saccharolé.
Oléo saccharum *d'anis*.	Oléo-saccharolé d'anis.
Oléo saccharum *de canelle*.	Oléo-saccharolé de canelle.
Oléo saccharum *de citrons*.	Oléo-saccharolé de citrons.
Oléo saccharum *de fenouil*.	Oléo-saccharolé de fenouil.
Oléo saccharum *de gérofle*.	Oléo-saccharolé de gérofle.
Oléo saccharum *d'oranges*.	Oléo-saccharolé d'oranges.
Onguent Ægyptiac.	Mélolé d'acétate de cuivre.
Onguent d'althœa.	Oléocérolé de térébentine et mucilage, (abbrev. *oléo-céro-mucol de térébentine*).
Onguent d'arcœus.	Stéarolé mou d'élémi. (Ph. portugaise).
Onguent basilicum.	Oléo-cérolé de poix.
Onguent blanc de Rhasis.	Stéarolé de sous-carbonate de plomb.
Onguent brun. (*Baumé* 627).	Stéarolé de poix et deutoxide de mercure.
Onguent citrin.	Stéarolé de nitrate de mercure.
Onguent gris.	Stéarolé de mercure.
Onguent de laurier.	Stéarolé de laurier (baies).
Onguent de la mère.	Stéarate de protoxide de plomb brûlé.
Onguent napolitain double.	Stéarolé de mercure double, ou *stéarolé hydrargirique*.
Onguent nutritum.	Stéarolé de protoxide de plomb acéteux.
Onguent populeum.	Stéarolé de bourgeons de peuplier.
Onguent rosat.	Stéarolé de roses, ou *rhodonique*.
Onguent de styrax composé.	Stéarolé de styrax pol:
Onguent soufré.	Stéarolé de soufre.
Onguent de tuthie.	Stéarolé de protoxide de zinc.
Opiat fébrifuge.	Saccharidé mou de kina.

Noms anciens.	Noms nouveaux.
Opiat mésentérique.	Saccharidé mou d'aloës, mercure doux et fer.
Oxicrat.	Hydr-oxéol.
Oximel colchique.	Oximélolé colchitique.
Oximel scillitique.	Oximélolé scillitique.
Oximel simple.	Oximélolé.
P	P
Pastilles de cachou.	Saccharolés solides de cachou
Pastilles de Cachou et Magnésie.	Saccharolés solides de cachou et magnésie.
Pastilles d'ipécacuanha.	Saccharolés solides d'ipécacuanha.
Pastilles de menthe poivrée.	Saccharolés solides de menthe poivrée.
Pastilles odoriférantes.	Mazites odoriférans.
Pâte de dattes.	Saccharolé mou, ou *saccharo-maze* de dattes.
Pâte de guimauve.	Saccharolé mou, ou *saccharo-maze* de guimauve.
Pâte de jujubes.	Saccharolé mou, ou *saccharo-maze* de jujubes.
Pâte de lichen.	Saccharolé mou, ou *saccharo-maze* de lichen.
Pilules.	Saccharidés solides.
Pilules stomachiques.	Saccharidés solides d'aloës et kina.
Pilules hydragogues de Bontius.	Saccharidés solides d'aloës et gomme gutte.
Pilules bénites de Fuller.	Saccharidés solides d'asafœtida (1) et sulfate de fer.
Pilules mercurielles.	Saccharidés solides mercuriels.

(1) *Pildoras del sulfate de hierro.* (Banarès.)

Noms anciens.	*Noms nouveaux.*
Pilules de Morton.	Saccharidés solides de gomme ammoniac et acide benzoïque.
Pilules de cynoglosse.	Saccharidés solides de cynoglosse opiacés.
Pilules de savon.	Saccharidés solides de savon.
Pilules scillitiques.	Saccharidés solides scillitiques.
Pilules de térébentine.	Saccharidés solides de térébentine.
Pommade de Cyrillo.	Stéarolé de deuto-chlorure de mercure.
Pommade épispastique.	Stéarolé de cantharides.
Pommade épispastique au garou.	Stéarolé de garou, ou *thyméléique.*
Pommade épispastique jaune	Stéarolé de cantharides jaune.
Pommade oxigénée.	Stéarolé nitrique.
Pommade au phosphore.	Stéarolé phosphoré.
Pommade de tartrate d'antimoine.	Stéarolé de tartrate d'antimoine.
Potion anodine.	Hydropotinite narcotique.
Potion anti-émétique de Rivière.	Hydropotinite effervescent.
Potion anti-hystérique.	Hydropotinite iamo-fétide.
Potion anti-septique.	Hydropotinite camphré.
Potion anti-spasmodique.	Hydropotinite éthéré.
Potion cardiaque.	Hydropotinite aromatique.
Potion pour la coqueluche.	Hydropotinite d'ipécacuanha pol:
Potion diurétique.	Hydropotinite scillitique acidule.
Potion incisive.	Hydropotinite de gomme ammoniac et scille.
Potion purgative commune, préparée par décotion.	Hydropotinite de manne et séné (*ou décocté de*).
Potion purgative, préparée par infusion.	Hydropotinite de manne et séné (*ou infusé de*).

Noms anciens.	*Noms nouveaux.*
Potion purgative, préparée par macération.	Hydropotinite de manne et séné, (ou *macératé de*).
Poudre absorbante.	Pulvérolé de magnésie pol :
Poudre anti-arthritique amère.	Pulvérolé de gentiane pol :
Poudre anti-arthritique purgative.	Pulvérolé de séné, de scamonée pol:
Poudre anti-asthmatique.	Pulvérolé de soufre et scille.
Poudre catharthique.	Pulvérolé de jalap et scamonée.
Poudre cornachine, ou de tribus.	Pulvérolé de scamonée et oxide d'antimoine.
Poudre dentifrice.	Pulvérolé de corail pol:
Poudre de Dower.	Pulvérolé d'ipécacuanha et opium pol:
Poudre de guttete.	Pulvérolé de pivoine pol :
Poudre hydragogue.	Pulvérolé de phosphate de chaux antimonial.
Poudre de James.	Pulvérolé de gomme gutte pol :
Poudre de savon végétal.	Pulvérolé gommeux alkalin.
Poudre sternutatoire.	Pulvérolé d'asaret pol:
Poudre tempérante de Sthahl.	Pulvérolé rouge de sulfate de potasse et merc: pol:
Poudre de tribus.	Pulvérolé de scamonée et oxide d'antimoine.
Poudre vermifuge mercurielle.	Pulvérolé de sulfure noir de mercure et scamonée.
Poudre vermifuge sans mercure.	Pulvérolé d'helminthocorton.
Pulpe de casse.	Pulpolite de casse.
Pulpe de cynorrhodon.	Pulpolite de cynorrhodon.
Pulpe de lis.	Pulpolite de lis.
Pulpe de pruneaux.	Pulpolite de pruneaux.
Pulpe de scille.	Pulpolite de scille.

Noms anciens.	Noms nouveaux.
R	R
Rob de nerprun.	Opostolé de nerprun.
Rob de scille.	Opostolé de scille.
S	S
Sinapisme.	Muscostite de moutarde.
Sirop (1) d'absinthe.	Saccharolé liquide d'absinthe.
Sirop d'ache.	Saccharolé liquide d'ache.
Sirop anti-scorbutique.	Saccharolé liquide de raifort pol:
Sirop d'armoise.	Saccharolé liquide d'armoise.
Sirop de baume de tolu.	Saccharolé liquide de baume de tolu.
Sirop de benjoin.	Saccharolé liquide de benjoin
Sirop de capillaire.	Saccharolé liquide de capillaire.
Sirop de canelle.	Saccharolé liquide de canelle.
Sirop de chevrefeuille.	Saccharolé liquide de chevrefeuille.
Sirop de chicorée composé.	Saccharolé liquide de rhubarbe pol:
Sirop de chou rouge.	Saccharolé liquide de chou rouge.
Sirop de cochléaria.	Saccharolé liquide de cochléaria.
Sirop de coings.	Saccharolé liquide de coings.
Sirop de grande consoude.	Saccharolé liquide de grande consoude.

(1) Sirop vient de συριον, qui, comme *julep*, signifie boisson douce et sucrée, ou bien de l'arabe *siruph*, ou *sirob*, ou *scharab*, qui signifie potion ; il y a trop de vague dans ces expressions. (CADET.)

Noms anciens.	Noms nouveaux.
Sirop de coquelicot.	Saccharolé liquide de pavots rouges.
Sirop de Cuisinier.	Saccharolé liquide de Salsepareille pol :
Sirop diacode.	Saccharolé liquide de pavots blancs.
Sirop de dictame.	Saccharolé liquide de dictame.
Sirop d'écorces de citron.	Saccharolé liquide d'écorces de citron.
Sirop d'écorces d'orange.	Saccharolé liquide d'écorces d'oranger.
Sirop d'épine vinette.	Saccharolé liquide d'épine vinette.
Sirop d'éther sulfurique.	Saccharolé liquide d'éther sulfurique.
Sirop de fleurs d'orangers.	Saccharolé liquide de fleurs d'orangers.
Sirop de fleurs de pêcher.	Saccharolé liquide de fleurs de pêcher.
Sirop de framboises.	Saccharolé liquide de framboises.
Sirop de fumeterre.	Saccharolé liquide de fumeterre.
Sirop de gomme arabique.	Saccharolé liquide de gomme arabique.
Sirop de grenade.	Saccharolé liquide de grenade
Sirop de groseilles.	Saccharolé liquide de groseilles.
Sirop de guimauve.	Saccharolé liquide de guimauve.
Sirop hydrocyanique.	Saccharolé liquide hydrocyanique.
Sirop d'hysope.	Saccharolé liquide d'hysope.
Sirop d'ipécacuanha.	Saccharolé liquide d'ipécacuanha.
Sirop de jalap.	Saccharolé liquide de jalap.

Noms anciens.	Noms nouveaux.
Sirop de lierre terrestre.	Saccharolé liquide de lierre terrestre.
Sirop de longue vie.	Mélolé de mercuriale et gentiane.
Sirop de marrube.	Saccharolé liquide de marrube.
Sirop de menthe ordinaire.	Saccharolé liquide de menthe ordinaire.
Sirop de menthe poivrée.	Saccharolé liquide de menthe poivrée.
Sirop de mercure et gomme.	Saccharolé liquide de mercure et gomme.
Sirop de miel.	Mélolé.
Sirop de millefeuille.	Saccharolé liquide de millefeuille.
Sirop de mures.	Saccharolé liquide de mures.
Sirop de myrthe.	Saccharolé liquide de myrthe.
Sirop de nénuphar.	Saccharolé liquide de nénuphar.
Sirop de nerprun.	Saccharolé liquide de nerprun.
Sirop d'œillet.	Saccharolé liquide d'œillet.
Sirop d'opium.	Saccharolé liquide d'opium.
Sirop d'oranges amères.	Saccharolé liquide d'oranges amères.
Sirop d'oranges douces.	Saccharolé liquide d'oranges douces.
Sirop d'orgeat.	Saccharolé liquide d'amandes
Sirop d'ortie.	Saccharolé liquide d'ortie.
Sirop de pas d'âne.	Saccharolé liquide de tussilage.
Sirop de pommes.	Saccharolé liquide de pommes.
Sirop de quinquina.	Saccharolé liquide de quinquina.
Sirop de quinquina au vin.	Saccharolé liquide de quinquina au vin.

Noms anciens.	Noms nouveaux.
Sirop des cinq racines.	Saccharolé liquide des cinq racines.
Sirop de roses pâles.	Saccharolé liquide de roses pâles.
Sirop de safran.	Saccharolé liquide de safran.
Sirop de scamonée.	Saccharolé liquide de scamonée.
Sirop de stœchas composé.	Saccharolé liquide de stœchas pol :
Sirop tartareux.	Saccharolé liquide tartarique
Sirop de trèfle d'eau.	Saccharolé liquide de trèfle d'eau.
Sirop de velar composé.	Saccharolé liquide de velar pol :
Sirop de vinaigre framboisé.	Saccharolé liquide de vinaigre framboisé.
Sirop (1) *de violettes.*	Saccharolé liquide, de violettes.
Solutum.	Soluté.
Suc de bourrache.	Opolite (1) de bourrache.
Suc de buglosse.	Opolite de buglosse.
Suc de chicorée.	Opolite de chicorée.
Suc de citrons.	Opolé de citrons.
Suc de coings.	Opolé de coings.
Suc de groseilles.	Opolé de groseilles.
Suc de nerprun.	Opolé de nerprun.
Suc de roses pâles.	Opolite de roses pâles.
Suc de sureau.	Opolé de sureau.

(1) Les saccharolés liquides peuvent être ensuite divisés en trois espèces :

1°. Saccharolés liquides *par ébullition ;*
2°. *Par solution ;*
3°. *Par ébullition et solution.*

(Bull. de Pharmacie, t. 8, p. 398.)

(1) Les sucs des plantes sont magistraux, ou officinaux. Les sucs officinaux sont ceux que l'on prépare pour être conservés au moins d'une année à l'autre.

(*Cours de Pharmacie chimique*, etc. MORELLOT.)

Noms anciens.	*Noms nouveaux.*
Sucs d'herbes.	Opolite d'herbes.
Suppositoires.	Enémites mous.
T	T
Tablettes absorbantes.	Saccharolés solides de magnésie.
Tablettes antimoniales de Kunkel.	Saccharolés solides d'antimoine sulfuré.
Tablettes de cachou.	Saccharolés solides de cachou
Tablettes de guimauve.	Saccharolés solides de guimauve.
Tablettes de magnésie.	Saccharolés solides de magnésie.
Tablettes martiales.	Saccharolés solides ferrugineux.
Tablettes odorantes.	Saccharolés solides de cachou ambrés.
Tablettes pour la soif.	Saccharolés solides d'acide oxalique.
Tablettes de quinquina.	Saccharolés solides de quinquina.
Tablettes de rhubarbe.	Saccharolés solides de rhubarbe.
Tablettes de soufre.	Saccharolés solides de soufre.
Tablettes de soufre composées.	Saccharolés solides de soufre pol :
Teinture d'absinthe.	Alcoholé d'absinthe.
Teinture d'absinthe composée.	Alcoholé d'absinthe pol :
Teinture d'aloës.	Alcoholé d'aloës.
Teinture d'ambre gris.	Alcoholé d'ambre gris.
Teinture d'asa-fœtida.	Alcoholé d'asa-fœtida.
Teinture de benjoin.	Alcoholé de benjoin.
Teinture de cachou.	Alcoholé de cachou.
Teinture de canelle.	Alcoholé de canelle.
Teinture de cantharides.	Alcoholé de cantharides.

Noms anciens.	Noms nouveaux.
Teinture de cascarille.	Alcoholé de cascarille.
Teinture de castoreum.	Alcoholé de castoreum.
Teinture de colchique.	Alcoholé colchitique.
Teinture de contrayerva.	Alcoholé de contrayerva.
Teinture de digitale pourprée.	Alcoholé de digitale pourprée.
Teinture d'ellébore noir.	Alcoholé d'ellébore noir.
Teinture d'euphorbe.	Alcoholé d'euphorbe.
Teinture de gentiane.	Alcoholé de gentiane.
Teinture de girofle.	Alcoholé de girofle.
Teinture d'ipécuanha.	Alcoholé d'ipécacuanha.
Teinture de jalap.	Alcoholé de jalap.
Teinture de myrrhe.	Alcoholé de myrrhe.
Teinture de musc.	Alcoholé de musc.
Teinture de quinquina.	Alcoholé de quinquina.
Teinture de safran.	Alcoholé de safran.
Teinture de scille.	Alcoholé scillitique.
Teinture de succin.	Alcoholé de succin.
Teiuture de valériane.	Alcoholé de valériane.
Teinture éthérée d'ambre.	Ethérolé d'ambre.
Teinture éthérée d'arnica.	Ethérolé d'arnica.
Teinture éthérée d'asa-fœtida.	Ethérolé d'asa-fœtida.
Teinture éthérée de baume de tolu.	Ethérolé de baume de tolu.
Teinture éthérée de castoreum.	Ethérolé de castoreum.
Teinture éthérée de ciguë.	Ethérolé de ciguë.
Teinture éthérée de digitale.	Ethérolé de digitale (1).

(1) Lorsqu'on ordonne la teinture de digitale, on oublie souvent d'indiquer si c'est la teinture éthérée, ou la teinture alcoholique dont on devra se servir. On épargnerait toute hésitation au pharmacien, en

Noms anciens.	Noms nouveaux.
Teintures éthérées.	Ethérolés.
Thériaque, électuaire opiacé polypharmaq. (N. Cod.)	Saccharidé septanto-iamique.*
(1) *Tisanne d'aunée.*	Hydroolite d'aunée.
Tisanne de bourrache.	Hydroolite de bourrache.
Tisanne de buglosse.	Hydroolite de buglosse.
Tisanne de camomille.	Hydroolite de camomille.
Tisanne de chicorée.	Hydroolite de chicorée.
Tisanne de chiendent.	Hydroolite de chiendent.
Tisanne d'orge.	Hydroolite d'orge.
Tisanne purgative.	Hydroolite de séné et sulfate de soude anisé.
Tisanne de riz.	Hydroolite de riz.
Tisanne royale.	Hydroolite de séné et sulfate de soude anisé.
Tisanne de sureau.	Hydroolite de sureau.
Tisanne de tilleul.	Hydroolite de tilleul.
Tisannes.	Hydroolites.
Trochisques escharrotiques.	Mazites * secs de deutochlorure de mercure.
Trochisques de minium.	Mazites * secs de protoxide de plomb rouge.
Trochisques de scille.	Mazites * scillitiques.
V	**V**
Vin d'absinthe.	OEnolé d'absinthe.
Vin anti-scorbutique.	OEnolé de raifort pol :
Vin aromatique.	OEnolé aromatique.
Vin chalybé.	OEnolé ferrugineux.

(1) La tisanne des Anciens était une simple décoction d'orge, πτισσω veut dire *j'écorce*, parce qu'on enlevait l'écorce de l'orge avant de la faire bouillir. (CADET.)

disant, comme ici, *éthérolé de digitale* pour la première, et *alcoholé de digitale* pour la seconde.

(2) De μαζα pâte, masse.

Noms anciens.	Noms nouveaux.
Vin diurétique amer.	OEnolé de quinquina et scille.
Vin émétique.	OEnolé d'antimoine.
Vin émétique trouble.	OEnolé d'oxide d'antimoine. (Ph. espagnole).
Vin d'opium composé, laudan. liquide.	OEnolé d'opium et safran.
Vin opiacé préparé par la fermentation.	OEnolé d'opium.
Vin de quinquina.	OEnolé de quinquina.
Vin de quinquina composé.	OEnolé de quinquina pol :
Vin scillitique.	OEnolé scillitique.
Vinaigre (médicinal).	Oxéol.
Vinaigre anti-septique.	Oxéolé d'ail pol :
Vinaigre aromatique à l'ail.	*Ut suprà.*
Vinaigre distillé.	Oxéolat.
Vinaigre de framboises.	Oxéolé de framboises.
Vinaigre de lavande.	Oxéolé de lavande.
Vinaigre des quatre voleurs.	Oxéolé d'ail polyamique.
Vinaigre d'œillet.	Oxéolé d'œillet, ou *tunicique**
Vinaigre de romarin.	Oxéolé de romarin.
Vinaigre rosat.	Oxéolé de roses, ou *rhodonique**
Vinaigre de sauge.	Oxéolé de sauge.
Vinaigre scillitique.	Oxéolé scillitique.
Vinaigre de sureau.	Oxéolé de sureau, ou *sambucique.*

FIN DE L'ABRÉGÉ DE SYNONYMIE.

NOMENCLATURE
PHARMACEUTIQUE,
PROPOSÉE PAR A. CHÉREAU.

VOCABULAIRE ABRÉGÉ
POUR CETTE NOMENCLATURE.

Noms nouveaux.	Noms anciens.
A	A
Achronizoïque.	*Terme créé pour remplacer le mot magistral.*
Achronizoïques.	*(Médicamens) magistraux.*
Alcohol.	(1) Esprit, *alcool.*
Alcoholat.	*Terme dû à M. Chaussier, pour désigner les esprits distillés.*
Alcoholat d'absinthe.	*Esprit d'absinthe.*
Alcoholat des aromates blanc	*Esprit carminatif de Silvius.*
Alcoholat aromatique ammoniacal.	*Esprit volatil, huileux et aromatique de Silvius.*
Alcoholat de basilic.	*Esprit de basilic.*
Alcoholat de camomille.	*Esprit de camomille.*
Alcoholat de canelle.	*Esprit de canelle.*

(1) Le terme *esprit* n'a été abandonné que depuis la création du terme *alcoholat.*

Noms nouveaux.	Noms anciens.
Alcoholat de citrons.	*Esprit de citrons.*
Alcoholat de cochléaria.	*Esprit de cochléaria.*
Alcoholat des cochléarias pol :	*Esprit anti-scorbutique composé.*
Alcoholat d'hysope.	*Esprit d'hysope.*
Alcoholat de lavande.	*Esprit de lavande.*
Alcoholat de lavande ammoniacal.	*Gouttes céphaliques anglaises.*
Alcoholat de mélisse.	*Esprit de mélisse.*
Alcoholat de mélisse pol :	*Eau de mélisse composée.*
Alcoholat de menthe.	*Esprit de menthe.*
Alcoholat de romarin.	*Esprit de romarin.*
Alcoholat de roses.	*Esprit de roses.*
Alcoholat de safran pol :	*Esprit de Garus, teinture de safran composée.*
Alcoholat de térébentine pol :	*Baume de Fioraventi.*
Alcoholat de thym.	*Esprit de thym.*
Alcoholat saccharidé de safran.	*Elixir stomachique de Garus*
Alcoholats saccharidés.	*Ratafias.*
Alcoholé.	*Terme créé pour désigner les teintures.*
Alcooolé d'absinthe.	*Teinture d'absinthe.*
Alcoholé d'absinthe pol :	*Teinture d'absinthe composée (quintessence).*
Alcoholé d'aloës.	*Teinture d'aloës.*
Alcoholé d'aloës pol :	*Elixir de longue-vie.*
Alcoholé d'ambre gris.	*Teinture d'ambre gris.*
Alcoholé d'opium camphré	*Elixir parégorique de Londres.*
Alcoholé de calament, avec acide sulfurique.	*Elixir vitriolique de Mynsicht.*
Alcoholé d'asa-fœtida.	*Teinture d'asa-fœtida.*
Alcoholé de baume de tolu.	*Teinture de baume de tolu.*
Alcoholé de benjoin.	*Teinture de benjoin.*
Alcoholé de cachou.	*Teinture de cachou.*

Noms nouveaux.	Noms anciens.
Alcoholé de cantharides.	*Teinture de cantharides.*
Alcoholé de canelle.	*Teinture de canelle.*
Alcoholé de cascarille.	*Teinture de cascarille.*
Alcoholé de castoreum.	*Teinture de castoreum.*
Alcoholé colchitique.	*Teinture de colchique.*
Alcoholé de contrayerva.	*Teinture de contrayerva.*
Alcoholé de digitale pourprée.	*Teinture de digitale pourprée.*
Alcoholé d'ellébore noir, ou *mélampodique*.	*Teinture d'ellébore noir.*
Alcoholé d'euphorbe.	*Teinture d'euphorbe.*
Alcoholé de gentiane.	*Teinture de gentiane.*
Alcoholé de gentiane et carbonate d'ammoniaque.	*Elixir contre les schrophules.*
Alcoholé de gentiane et carbonate de soude.	*Elixir de gentiane, avec le carbonate de soude.*
Alcoholé de gérofle.	*Teinture de gérofle.*
Alcoholé d'ipécacuanha.	*Teinture d'ipécacuanha.*
Alcoholé de jalap.	*Teinture de jalap.*
Alcoholé de jalap et scamonée.	*Eau-de-vie allemande.*
Alcoholé de myrrhe.	*Teinture de myrrhe.*
Alcoholé de musc.	*Teinture de musc.*
Alcoholé de quinquina.	*Teinture de quinquina.*
Alcoholé de rhubarbe, ou *rhéique*.	*Teinture de rhubarbe.*
Alcoholé de safran.	*Teinture de safran.*
Alcoholé de scille, ou *scillitique*.	*Teinture de scille.*
Alcoholé de succin, ou *succinique*.	*Teinture de succin.*
Alcoholé de serpentaire.	*Teinture de serpentaire.*
Alcoholé de serpentaire et kina rouge.	*Teinture fébrifuge d'Huxam*
Alcoholé de valériane.	*Teinture de valériane.*
Alcoholé vulnéraire rouge,	*Teinture, ou eau vulnéraire*

Noms nouveaux.	Noms anciens.
ou alcoholé rouge des labiées (1).	*rouge, teinture aromatique composée.*
Alcoholiques.	*Dénomination d'ordre des médicamens, dont l'alcohol est l'excipient.*
Alcoholites.	*Terme applicable à des médicamens alcoholisés magistraux.*
Amidol.	*Terme créé pour désigner la fécule médicinale.*
Amidolé d'*arum*, ou gouet tacheté.	*Fécule médicinale d'arum.*
Amidolé de bryone.	*Fécule médicinale de bryone.*
Amidolé d'iris.	*Fécule médicinale d'iris.*
Amidoliques.	*Dénomination d'ordre des amidolés.*
B	**B**
Brutol.	*Terme créé pour désigner la bierre comme excipient.*
Brutolé.	*Bierre médicinale.*
Brutolé de bourgeons de sapin.	*Bierre antiscorbutique (sapinette.)*
Brutolé de quinquina.	*Bierre de quinquina.*
Brutoliques.	*Dénomination d'ordre des brutolés.*
C	**C**
Chronizoïque.	*Terme créé pour remplacer le mot* officinal.

(1) Sur dix-sept plantes (Baumé), et dix-huit (Nouv. Cod.), qui entrent dans la composition des eaux vulnéraires, blanche ou colorée, on compte *treize labiées*.

Noms nouveaux.	*Noms anciens.*
Chronizoïques.	*(Médicamens) officinaux.*
D	**D**
Décocté.	*Terme créé pour désigner le produit de la décoction.*
Dissoluté.	*Terme créé pour désigner le produit de la dissolution.*
E	**E**
Énémite (voy. p. 38 et 43).	*Pour remplacer le mot* injection (1).
Enémites mous.	*Suppositoires.*
Enémites liquides.	*Injections liquides, lavemens.*
Énémites secs.	*Collyres secs,* siefs.
Enémitiques.	*Dénomination d'ordre des énémites.*
Ethérolat.	*Pour désigner les éthers qui ne sont chargés que de principes aromatiques.*
Ethérolat de fleur d'orangers.	*Éther de fleurs d'orangers.*
Ethérolat de laurier cerise.	*Ether de laurier cerise.*
Ethérolat de menthe poivrée.	*Ether de menthe poivrée.*
Ethérolé.	*Pour désigner les teintures éthérées chargées de substances résineuses, etc., etc.*
Ethérolé d'arnica.	*Teinture éthérée d'arnica.*
Ethérolé de baume de tolu.	*Teinture éthérée de baume de tolu.*
Ethérolé de castoreum.	*Teinture éthérée de castoreum.*
Ethérolé de digitale pourprée.	*Teinture éthérée de digitale pourprée.*

(1) Pour désigner en général les injections, collyres secs, errhins, etc.

Noms nouveaux.	Noms anciens.
Ethérolé de musc.	*Teinture éthérée de musc.*
Ethérolé d'hydro-chlorate de fer.	*Teinture éthérée de muriate de fer (élixir de Bestucheff).*
Ethéroliques.	*Dénomination d'ordre des médicamens, dont l'éther est l'excipient.*
Excipiendaires.	*Je me suis servi de ce terme pour les médicamens qui ont des excipiens. Les* non-excipiendaires *sont ceux qui n'en ont pas.*
H	H
Hydralcohol.	*Par ce terme, je désigne l'eau-de-vie, ou alcohol qui n'atteint pas 22 degrés. (Baumé).*
Hydralcohol camphré.	*Eau-de-vie camphrée.*
Hydralcohol de gayac.	*Eau-de-vie de gayac.*
Hydralcoholiques.	*Dénomination spécifique des hydralcohols.*
Hydrool.	*L'eau, considérée comme excipient.*
Hydroolat.	*L'eau distillée.*
Hydroolat d'anis.	*Eau distillée d'anis.*
Hydroolat de bluet, ou *cyanéique*.	*Eau distillée de bluet.*
Hydroolat de bourrache.	*Eau distillée de bourrache.*
Hydroolat de camomille.	*Eau distillée de camomille.*
Hydroolat de canelle.	*Eau distillée de canelle.*
Hydroolat de cerises noires.	*Eau distillée de cerises noires.*
Hydroolat de laitue.	*Eau distillée de laitue.*
Hydroolat de menthe poivrée.	*Eau distillée de menthe poivrée.*

Noms nouveaux.	Noms anciens.
Hydroolat de morelle.	*Eau distillée de morelle.*
Hydroolat de fleurs d'orangers.	*Eau distillée de fleurs d'orangers.*
Hydroolat de pariétaire.	*Eau distillée de pariétaire.*
Hydroolat de plantain.	*Eau distillée de plantain.*
Hydroolat de roses.	*Eau distillée de roses.*
Hydroolat de sureau.	*Eau distillée de sureau.*
Hydroolat de valériane.	*Eau distillée de valériane.*
Hydroolat de véronique.	*Eau distillée de véronique.*
Hydroolé.	*L'eau (officinale) médicamenteuse, par solution.*
Hydroolé de chaux.	*Eau de chaux seconde.*
Hydroolé de chaux potassé.	*Eau de chaux première.*
Hydroolé éthéré camphré.	*Eau éthérée camphrée.*
Hydroolé de goudron.	*Eau de goudron.*
Hydroolé minéral, ou *hydroolure.*	*Eau minérale.*
Hydroolé minéral d'Aix-la-Chapelle.	*Eau minérale d'Aix-la-Chapelle.*
Hydroolé minéral de Barèges.	*Eau minérale de Barèges.*
Hydroolé minéral de Balaruc.	*Eau minérale de Balaruc.*
Hydroolé minéral de Bonnes.	*Eau minérale de Bonnes.*
Hydroolé minéral hydro-sulfuré.	*Eau minérale, hydro-sulfurée.*
Hydroolé minéral de Passy.	*Eau minérale de Passy.*
Hydroolé minéral de Pyrmont.	*Eau minérale de Pyrmont.*
Hydroolé minéral de Sedlitz.	*Eau minérale de Sedlitz.*
Hydroolé de Seltz.	*Eau minérale de Seltz.*
Hydroolé minéral de Spa.	*Eau minérale de Spa.*
Hydroolé minéral de Vals.	*Eau minérale de Vals.*
Hydroolé minéral de Vichy.	*Eau minérale de Vichy.*
Hydrooliques.	*Dénomination d'ordre des médicamens, dont l'eau est l'excipient.*

Noms nouveaux.	Noms anciens.
Hydroolite.	*Eau médicamenteuse magistrale (par solution).*
Hydroolite de chicorée, et sulfate de soude.	*Apozème laxatif.*
Hydroolite camphré.	*Eau camphrée.*
Hydroolite de gentiane pol :	*Décoction amère.*
Hydroolite des cinq racines.	*Apozème des cinq racines.*
Hydroolite de corne de cerf pol :	*Décoction blanche de Sydenham.*
Hydroolite de raifort pol :	*Apozème antiscorbutique.*
Hydroolite de riz.	*Tisanne de riz.*
Hydroolite de séné anisé.	*Tisanne royale.*
Hydroolite de séné et sulfate de soude.	*Apozème purgatif.*
Hydroolite de tamarins.	*Décoction de tamarins.*
Hydroolitiques *.	*Nom d'ordre des hydroolites.*
Hydroolure *.	*Terme proposé pour remplacer celui d'eau minérale.*
Hydropotinite*.	*Diminutif* d'hydropotite, *pour désigner les potions juleps, etc.*
Hydropotinite aromatique.	*Potion cardiaque.*
Hydropotinite camphrée.	*Potion antiseptique.*
Hydropotinite effervescent.	*Potion antiémétique de* Rivière.
Hydropotinite éthéré.	*Potion antispasmodique.*
Hydropotinite de gomme ammoniaque et scille.	*Potion antiasthmatique.*
Hydropotinite iamo-fœtide, *des fetides.* (Nouv. Cod.)	*Potion antihystérique.*
Hydropotinite d'ipécacuanha pol :	*Potion contre la coqueluche.*
Hydropotinite narcotique.	*Potion anodine.*
Hydropotinite de manne et séné.	*Potion purgative commune.*

Noms nouveaux.	Noms anciens.
Hydropotinite de manne et séné, ou *infusé de manne et séné*.	*Potion purgative préparée par infusion.*
Hydropotinite de manne et séné par macération, ou *macératé de manne et séné*.	*Potion purgative préparée par macération.*
Hydropotinite scillitique acidule.	*Potion diurétique.*
Hydropotite.	*Dénomination des* hydroolites *pour boissons*.
Hydrozomite*, *hydroolite osmazômé*,	*De* υδωρ, οζω, *(oléo) et* ζωμος, *potage, bouillon, pour désigner* le bouillon médicinal.
Hydrozomite d'écrevisses.	*Bouillon d'écrevisses.*
Hydrozomite de grenouilles.	*Bouillon de grenouilles.*
Hydrozomite de limaçons.	*Bouillon de limaçons.*
Hydrozomite de tortues.	*Bouillon de tortues.*
Hydrozomite de vipères.	*Bouillon de vipères.*
I J	**I J**
* Iame.	*D'*ιαμα, *médicament.*
* Iamiques.	*Nom d'ordre des iames*, corps iamiques, *corps médicamenteux.*
* Iamo-technie.	*D'*ιαμα *et* τεχνη, *art de préparer les médicamens.*
* Iamo-technique.	*Adjectif, appartenant au mot ci-dessus.*
Infusé.	*Terme dû à* Schwilgué, *pour dénommer le produit de l'infusion.*

M	**M**
Macéré, ou plutôt macératé*.	Maceratum, *produit de la macération.*

Noms nouveaux.	Noms anciens.
Mazites.	*Trochisques.* V. page 91.
Monoiamique.	*Pour caractériser les médimens, formés d'une seule substance.*
Mucol.	*Pour désigner le mucilage (excipient).*
Mucolite de gomme adragant.	*Mucilage de gomme adragant.*
Mucolite de gomme arabique.	*Mucilage de gomme arabique.*
Mucolite de guimauve.	*Mucilage de guimauve.*
Mucolite de lin.	*Mucilage de lin.*
Mucolite de semences de coings.	*Mucilage de semences de coings.*
Mucolitiques.	*Dénomination d'ordre des mucolites.*
Mucostite.	*Du latin* mucus *et de* ςαω sto *pour désigner les cataplasmes qui ne sont que des mucilages épaissis.*
Mucostite de pavot et jusquiame.	*Cataplasme anodin.*
Mucostite de poivre et vinaigre.	*Cataplasme antipleurétique.*
Mucostite de pulpes et farine.	*Cataplasme émollient.*
Mucostite de kina camphré.	*Cataplasme antiseptique.*
Mucostite sinapique, (abrev. *mucosto-sinapique*).	*Sinapisme.*
O	**O**
OEnolé d'opium.	*Laudanum de l'abbé Rousseau, vin d'opium par fermentation.*
OEnol.	*Le vin (comme excipient médical).*

Noms nouveaux.	Noms anciens.
OEnolé d'absynthe.	*Vin d'absynthe.*
OEnolé hydromélique.	*Vin d'hydromel.*
OEnolé de quinquina.	*Vin de quinquina.*
OEnolé d'opium et safran.	*Laudanum liquide de Sydenham.*
OEnolé de raifort pol:	*Vin antiscorbutique.*
OEnolé scillitique.	*Vin scillitique.*
OEnolé scillitique et kinique.	*Vin diurétique amer.*
OEnoliques.	*Dénomination d'ordre des OEnolés.*
Oléocérolé.	*D'oleum et céra, cire, pour désigner les cérats.*
Oléocérolé blanc.	*Cérat blanc.*
Oléocérolé jaune.	*Cérat jaune.*
Oléocérolé de poix et deutoxide de mercure.	*Onguent brun(Baumé).*
Oléocérolé de quinquina.	*Cérat de quinquina.*
Oléocérolé de proto-acétate de plomb.	*Cérat de Saturne.*
Oléocérolé résineux.	*Cérats et récine.*
Oléocérolé résineux de poix.	*Onguent de basilicum.*
Oléocérolé résineux de thérébentine et mucilage.	*Onguent d'althœa.*
Oléocérolé résineux rouge de thérébentine.	*Baume de Geneviève.*
Oléol.	*L'huile fixe considéré comme excipient, terme applicable aussi aux huiles fixes naturelles.*
Oléol d'amandes amères.	*Huile fixe d'amandes amères*
Oléol d'amandes douces.	*Huile fixe d'amandes douces.*
Oléol de ben.	*Huile fixe de ben.*
Oléol de chenevis.	*Huile fixe de chenevis.*
Oléol de lin.	*Huile fixe de lin.*
Oléol de noisettes.	*Huile fixe de noisettes.*

Noms nouveaux.	Noms anciens.
Oléol de noix.	*Huile fixe de noix.*
Oléol d'olives.	*Huile fixe d'olives.*
Oléol de pavots blancs.	*Huile fixe de pavots blancs.*
Oléol de ricin.	*Huile fixe de ricin.*
Oléol solide de cacao.	*Beurre de cacao.*
Oléolat d'absynthe.	*Huile volatile d'absynthe.*
Oléolat de Bergamote.	*Huile volatile de bergamote.*
Oléolat de camomille.	*Huile volatile de camomille.*
Oléolat de canelle.	*Huile volatile de canelle.*
Oléolat de cajeput.	*Huile volatile de cajeput.*
Oléolat de carvi.	*Huile volatile de carvi.*
Oléolat de dictame blanc.	*Huile volatile de dictame blanc.*
Oléolat de fleurs d'orangers.	*Huile volatile de fleurs d'orangers.*
Oléolat de gérofle.	*Huile volatile de gérofle.*
Oléolat de lavande.	*Huile volatile de lavande.*
Oléolat de menthe poivrée.	*Huile volatile de menthe poivrée.*
Oléolat de rhue.	*Huile volatile de rhue.*
Oléolat de sabine.	*Huile volatile de sabine.*
Oléolat de sauge.	*Huile volatile de sauge.*
Oléolat de tanaisie.	*Huile volatile de tanaisie.*
Oléolat de thym.	*Huile volatile de thym.*
Oléolat pyrogéné de corne de cerf.	*Huile volatile empyreumatique de corne de cerf.*
Oléolat pyrogéné de succin.	*Huile volatile empyreumatique de succin.*
Oléolat solide d'anis.	*Huile volatile concrète d'anis*
Oléolat solide de fenouil (1).	*Huile volatile concrète de fenouil.*
Oléolat solide de muscade.	*Huile volatile concrète de muscade.*

(1) Et quelques autres fournis par les plantes ombellifères.

Noms nouveaux.	*Noms anciens.*
Oléolat solide de roses.	*Huile volatile concrète de roses.*
Oléolaté de baume du Pérou, camphré.	*Baume nerval.*
Oléolaté de storax et musc.	*Baume apoplectique.*
Oléolé.	*Terme pour désigner l'huile médicinale par infusion, ou décoction.*
Oléolé de camomille.	*Huile de camomille.*
Oléolé de ciguë.	*Huile de ciguë.*
Oléolé de lis.	*Huile de lis.*
Oléolé de mélilot.	*Huile de mélilot.*
Oléolé de millepertuis.	*Huile de millepertuis.*
Oléolé de morelle.	*Huile de morelle.*
Oléolé de mucilage, *oléomucol*	*Huile de mucilage.*
Oléolé de nicotiane.	*Huile de nicotiane.*
Oléolé de roses rouges.	*Huile de roses rouges.*
Oléolé de rue.	*Huile de rue.*
Oléolé de rue et asa-fœtida.	*Baume acoustique.*
Oléolé rouge de térébenthine	*Baume vulnéraire.*
Oléolé de térébenthine par intermède.	*Digestif simple.*
Oléolé de stramoine.	*Huile de stramoine.*
Oléolé de vers.	*Huile de vers.*
Oléolé solide.	*Huile fixe concrète*, beurre.
Oléolé solide de cacao.	*Beurre de cacao.*
Oléoliques.	*Dénomination d'ordre des médicamens, dont l'huile est l'excipient.*
Oléolite calcaire.	*Liniment calcaire.*
Oléolite camphré.	*Liniment camphré.*
Opol.	*Le suc (officinal).*
Opolé de citrons.	*Suc de citrons.*
Opolé de coings.	*Suc de coings.*
Opolé de nerprun.	*Suc de nerprun.*
Opoliques.	*Dénomination d'ordre des opolés.*

Noms nouveaux.	*Noms anciens.*
Opolite.	*Suc (magistral).*
Opolite d'herbes.	*Suc d'herbes.*
Opolitiques.	*Dénomination d'ordre des opolites.*
Opostol.	*L'extrait pharmaceutique.*
Opostolé d'absinthe.	*Extrait d'absinthe.*
Opostolé d'aconit, avec chlorophylle.	*Extrait d'aconit, avec fécule.*
Opostolé d'agaric blanc.	*Extrait d'agaric blanc.*
Opostolé d'aloës.	*Extrait d'aloës.*
Opostolé d'aunée.	*Extrait d'aunée.*
Opostolé de belladone.	*Extrait de belladone.*
Opostolé de belladone avec chlorophylle.	*Extrait de belladone, avec fécule.*
Opostolé de bourrache.	*Extrait de bourrache.*
Opostolé de cachou.	*Extrait de cachou.*
Opostolé de centaurée.	*Extrait de centaurée.*
Opostolé de cerfeuil.	*Extrait de cerfeuil.*
Opostolé de germandrée.	*Extrait de germandrée.*
Opostolé de chardon bénit.	*Extrait de chardon.*
Opostolé de ciguë.	*Extrait de ciguë.*
Opostolé de ciguë avec chlorophile.	*Extrait de ciguë avec fécule.*
Opostolé de coloquinte.	*Extrait de coloquinte.*
Opostolé de concombre sauvage.	*Extrait de concombre sauvage.*
Opostolé de cresson.	*Extrait de cresson.*
Opostolé d'ellébore noir.	*Extrait d'ellébore noir.*
Opostolé de fiel de bœuf.	*Extrait de fiel de bœuf.*
Opostolé de fumeterre.	*Extrait de fumeterre.*
Opostolé de genièvre.	*Extrait de genièvre.*
Opostolé de gentiane.	*Extrait de gentiane.*
Opostolé de houblon.	*Extrait de houblon.*
Opostolé de jusquiame avec chlorophile.	*Extrait de jusquiame avec fécule.*
Opostolé de ménianthe.	*Extrait de ménianthe.*
Opostolé de myrrhe.	*Extrait de myrrhe.*

Noms nouveaux.	Noms anciens.
Opostolé de narcisse des prés.	*Extrait de narcisse des prés.*
Opostolé d'opium.	*Extrait d'opium.*
Opostolé d'opium par digestion.	*Extrait d'opium par digestion.*
Opostolé d'opium par fermentation.	*Extrait d'opium par fermentation.*
Opostolé d'opium par le vin.	*Extrait d'opium par le vin.*
Opostolé d'opium sec.	*Extrait d'opium sec.*
Opostolé de patience.	*Extrait de patience.*
Opostolé de quinquina.	*Extrait de quinquina.*
Opostolé de quinquina sec.	*Extrait de quinquina sec.*
Opostolé de réglisse.	*Extrait de réglisse.*
Opostolé de rhubarbe.	*Extrait de rhubarbe.*
Opostolé de rhubarbe sec.	*Extrait de rhubarbe sec.*
Opostolé de sumac traçant, ou *rhus toxicodendron.*	*Extrait de* rhus toxicodendron.
Opostolé de séné.	*Extrait de séné.*
Opostolé de séné sec.	*Extrait de séné sec.*
Opostolé de sureau.	*Extrait de sureau.*
Opostolé de valériane.	*Extrait de valériane.*
Opostolé sec, *opolané.* *	*Extrait sec.*
Opostolé alcoholique de cantharides.	*Extrait alcoholique de cantharides.*
Opostolé alcoholique de kina.	*Extrait alcoholique de kina.*
Opostolé alcoholique de ratanhia.	*Extrait alcoholique de ratanhia.*
Opostoliques.	*Nom d'ordre des opostolés.*
Oxéol.	*Le vinaigre (comme excipient).*
Oxéolat.	*Vinaigre distillé (pharmaceutiquement).*
Oxéolé.	*Vinaigre médicinal.*
Oxéolé d'ail pol:	*Vinaigre des quatre voleurs.*
Oxéolé de framboises.	*Vinaigre de framboises.*
Oxéolé de lavande.	*Vinaigre de lavande.*
Oxéolé d'œillet, ou *tunicique.* *	*Vinaigre d'œillets.*

Noms nouveaux.	Noms anciens.
Oxéolé de romarin.	*Vinaigre de romarin.*
Oxéolé de roses, ou *rhodonique*, ou *rosat*.	*Vinaigre de rosat.*
Oxéolé de sauge.	*Vinaigre de sauge.*
Oxéolé scillitique.	*Vinaigre de scillitique.*
Oxéolé sambucique.	*Vinaigre de sureau.*
Oxéoliques.	*Dénomination d'ordre des oxéolés.*
Oximélolé mon :	*Oximel, oximellite simple.*
Oximélolé colchitique.	*Oximel, oximellite colchitique.*
Oximélolé scillitique.	*Oximel, oximellite scillitique.*
P	**P**
Polyamique.	*Terme créé pour être substitué au mot* composé.
Pulpol.	*Pour remplacer le terme de pulpe médicinale.*
Pulpolite de casse.	*Pulpe de casse.*
Pulpolite de cynorrhodon.	*Pulpe de cynorrhodon.*
Pulpolite de lis.	*Pulpe de lis.*
Pulpolite de scille.	*Pulpe de scille.*
Pulvérol.	*Terme primordial pour les poudres.*
Pulvérolé d'asaret pol :	*Poudre sternutatoire.*
Pulvérolé de corail pol :	*Poudre dentifrice.*
Pulvérolé de gentiane pol :	*Poudre anti-arthritique amère.*
Pulvérolé gommeux alkalin.	*Poudre de savon végétal.*
Pulvérolé de gomme gutte.	*Poudre hydragogue.*
Pulvérolé d'ipécacunha et opium.	*Poudre de Dower.*
Pulvérolé de jalap et scamonée.	*Poudre catharthique.*

Noms nouveaux.	Noms anciens.
Pulvérolé de phosphate de chaux antimonié.	*Poudre de James.*
Pulvérolé de pivoine pol: ou *pæonique.* *	*Poudre de Guttete.*
Pulvérolé rouge de sulfate de potasse.	*Poudre tempérante de Sthaal.*
Pulvérolé de scamonée et oxide d'antimoine.	*Poudre cornachine.*
Pulvérolé de soufre et scille.	*Poudre anti-asthmatique.*
Pulvérolé de sulfure noir de mercure et scamonée.	*Poudre vermifuge.*
Pulvéroliques.	*Dénomination d'ordre des pulvérolés.*
S	S
Saccharidé.	*Terme dû à M. Henry, pour désigner celles des préparations saccharoliques, dans lesquelles le sucre n'est que par intermède.*
Saccharidé mou d'aloës pol:	Hiera picra.
Saccharidé mou d'aloës, mercure doux et fer.	*Opiat mésentérique.*
Saccharidé mou de safran.	*Confection d'hyacinthe.*
Saccharidé mou de quinquina.	*Opiat fébrifuge (Cod:)*
Saccharidé mou de perles et kermès.	*Confection alkermès.*
Saccharidé mou de rhubarbe.	*Catholicon double.*
Saccharidé mou de scordium opiacé pol:	*Diascordium.*
Saccharidés solides.	*Les pilules.*
Saccharidés solides d'aloës et kina.	*Pilules stomachiques.*
Saccharidés solides d'aloës et gomme gutte.	*Pilules hydragogues de Bontius.*

Noms nouveaux.	Noms anciens.
Saccharidés solides d'asa-fœtida et sulfate de fer.	*Pilules de Fuller.*
Saccharidés solides mercuriels, ou *hydrargiriques*. *	*Pilules mercurielles.*
Saccharidés solides de gomme ammoniac et acide benzoïque.	*Pilules balsamiques de Morton.*
Saccharidés solides de cynoglosse opiacé.	*Pilules de cynoglosse.*
Saccharidés solides de savon.	*Pilules de savon.*
Saccharidés solides scillitiques.	*Pilules scillitiques.*
Saccharidés solides de térébenthine.	*Pilules de térébenthine.*
Saccharol.	*Le sucre (comme excipient).*
Saccharolé mou de cynorrhodon.	*Conserve de cynorrhodon.*
Saccharolé mou de roses rouges.	*Conserve de roses rouges.*
Saccharolé liquide.	*Le Sirop.*
Saccharolé liquide d'absinthe.	*Sirop d'absinthe.*
Saccharolé liquide d'ache.	*Sirop d'ache.*
Saccharolé liquide d'amandes.	*Sirop d'orgeat.*
Saccharolé liquide d'armoise.	*Sirop d'armoise.*
Saccharolé liquide de baume de tolu.	*Sirop de baume de tolu.*
Saccharolé liquide de benjoin.	*Sirop de benjoin.*
Saccharolé liquide de capillaire.	*Sirop de capillaire.*
Saccharolé liquide de canelle.	*Sirop de canelle.*
Saccharolé liquide de chevrefeuille.	*Sirop de chevrefeuille.*
Saccharolé liquide des cinq racines.	*Sirop des cinq racines.*

Noms nouveaux.	Noms anciens.
Saccharolé liquide de chou rouge.	*Sirop de chou rouge.*
Saccharolé liquide de cochléaria.	*Sirop de cochléaria.*
Saccharolé liquide de coings.	*Sirop de coings.*
Saccharolé liquide de grande consoude.	*Sirop de grande consoude.*
Saccharolé liquide de dictame.	*Sirop de dictame.*
Saccharolé liquide d'écorces de citron.	*Sirop d'écorces de citron.*
Saccharolé liquide d'écorces d'orange.	*Sirop d'écorces d'orange.*
Saccharolé liquide d'épine vinette.	*Sirop d'épine vinette.*
Saccharolé liquide de velar pol :	*Sirop d'éresymum.*
Saccharolé liquide d'éther sulfurique.	*Sirop d'éther sulfurique.*
Saccharolé liquide de fleurs d'orangers.	*Sirop de fleurs d'orangers.*
Saccharolé liquide de fleurs de pêcher.	*Sirop de fleurs de pêcher.*
Saccharolé liquide de framboises.	*Sirop de framboises.*
Saccharolé liquide de fumeterre.	*Sirop de fumeterre.*
Saccharolé liquide de gomme arabique.	*Sirop de gomme arabique.*
Saccharolé liquide de groseilles.	*Sirop de groseilles.*
Saccharolé liquide de guimauve.	*Sirop de guimauve.*
Saccharolé liquide hydrocyanique.	*Sirop hydrocyanique.*
Saccharolé liquide d'hysope.	*Sirop d'hysope.*

Noms nouveaux.	Noms anciens.
Saccharolé liquide d'ipécacuanha.	*Sirop d'ipécacuanha.*
Saccharolé liquide de jalap.	*Sirop de jalap.*
Saccharolé liquide de lierre terrestre.	*Sirop de lierre terrestre.*
Saccharolé liquide de limons.	*Sirop de limons.*
Saccharolé liquide de marrube.	*Sirop de marrube.*
Saccharolé liquide de menthe	*Sirop de menthe.*
Saccharolé liquide de menthe poivrée.	*Sirop de menthe poivrée.*
Saccharolé liquide de mercure et gomme.	*Sirop de mercure et gomme.*
Saccharolé liquide de millefeuille.	*Sirop de millefeuille.*
Saccharolé liquide de mures.	*Sirop de mures.*
Saccharolé liquide de myrthe	*Sirop de myrthe.*
Saccharolé liquide de nénuphar.	*Sirop de nénuphar.*
Saccharolé liquide de nerprun.	*Sirop de nerprun.*
Saccharolé liquide d'œillet.	*Sirop d'œillet.*
Saccharolé liquide d'opium.	*Sirop d'opium.*
Saccharolé liquide d'oranges.	*Sirop d'oranges.*
Saccharolé liquide d'orties.	*Sirop d'orties.*
Stéarolé liquide de pavots blancs.	*Sirop diacode.*
Stéarolé liquide de pavots rouges.	*Sirop de coquelicot.*
Saccharolé liquide de pommes.	*Sirop de pommes.*
Saccharolé liquide de quinquina.	*Sirop de quinquina.*
Saccharolé liquide de quinquina au vin.	*Sirop de quinquina au vin.*
Saccharolé liquide de raifort p:	*Sirop antiscorbutique.*

Noms nouveaux.	Noms anciens.
Saccharolé liquide de rhubarbe pol :	*Sirop de chicorée composé.*
Saccharolé liquide de roses pâles.	*Sirop de roses pâles.*
Saccharolé liquide de safran.	*Sirop de safran.*
Saccharolé liquide de salsepareille.	*Sirop de salsepareille.*
Saccharolé liquide de salsepareille pol :	*Sirop de Cuisinier.*
Saccharolé liquide de scamonée.	*Sirop de scamonée.*
Saccharolé liquide de sthœcas.	*Sirop de sthœcas.*
Saccharolé liquide tartareux.	*Sirop tartareux.*
Saccharolé liquide de vinaigre framboisé.	*Sirop de vinaigre framboisé.*
Saccharolé liquide de violettes.	*Sirop de violettes.*
Saccharolés solides d'antimoine sulfuré.	*Tablettes antimoniales de de kunkel.*
Saccharolés solides d'acide oxalique.	*Tablettes pour la soif.*
Saccharolés solides de cachou	*Tablettes de cachou.*
Saccharolés solides de guimauve.	*Tablettes de guimauve.*
Saccharolés solides d'ipécacuanha.	*Pastilles ou tablettes d'ipécacuanha.*
Saccharolés solides de menthe poivrée.	*Pastilles de menthe poivrée.*
Saccharolés solides de soufre.	*Pastilles de soufre.*
Saccharolés solides de soufre pol :	*Tablettes de soufre composées.*
* Saccharolinite.	*Diminutif de saccharolite, applicable aux préparations magistrales avec le sucre, mais d'un* petit volume.

Noms nouveaux.	*Noms anciens.*
Saccharoliques.	*Dénomination d'ordre des saccharolés.*
Saccharolites.	*Préparations avec le sucre (magistrales).*
* Saccharolitiques.	*Dénomination d'ordre des saccharolites.*
* Saccharomaze.	*De σακχαριον et μαζα pâte. Ce terme remplacerait celui de* saccharolé mou.
Spéciol. *Nom primordial.*	*Les espèces.*
Spéciolés.	*Terme générique des espèces.*
Spéciolés d'absynthe et centaurée.	*Espèces anthelminthiques.*
Spéciolés d'absynthe et tanaisie.	*Espèces amères.*
Spéciolés d'anis et fenouil.	*Espèces carminatives.*
Spéciolés des cinq racines.	*Espèces diurétiques.*
Spéciolés des labiées. *	*Espèces vulnéraires.*
Spéciolés des quatre fleurs.	*Espèces béchiques, composées de fleurs.*
Spéciolés des quatre fruits.	*Espèces béchiques, composées de fruits.*
Spécioliques.	*Dénomination d'ordre des spéciolés.*
Stéarate, oléo-margarate.	*L'emplâtre (par combinaison).*
Stéarate de deutoxide de plomb.	*Emplâtre de minium.*
Stéarate de deutoxide de plomb et camphre.	*Emplâtre de Nuremberg.*
Stéarate de deutoxide de zinc et camphre.	*Emplâtre styptique de Crollius.*
Stéarate de gommes-résines.	*Emplâtre diachylon gommé.*
Stéarate de mercure pol : *	*Emplâtre de vigo.*
Stéarate des quatre, ou *tetra-stéarate.*	*Emplâtre des quatre fondans.*

Noms nouveaux.	Noms anciens.
Stéarate de protoxide de plomb.	*Emplâtre simple.*
Stéarate de protoxide de plomb brûlé.	*Emplâtre de la mère Thecle.*
Stéarate de protoxide de plomb et cuivre.	*Emplâtre divin.*
Stéarol.	*La graisse (excipient).*
Stéarolé de bourgeons de peuplier.	*Onguent populeum.*
Stéarolé de cantharides.	*Onguent, ou pommade à vésicatoire.*
Stéarolé de deutoxide de mercure.	*Pommade de Cyrillo.*
Stéarolé de baies de laurier.	*Huile, ou onguent de laurier.*
Stéarolé de mercure, ou *stéarol hydrargirique.**	*Onguent gris. — Onguent mercuriel simple.*
Stéarolé de mercure double.	*Onguent napolitain, onguent mercuriel double.*
Stéarolé de mercure nitraté.	*Onguent citrin pour la galle.*
Stéarolé nitrique.	*Pommade oxigénée.*
Stéarolé de protoxide de plomb acéteux.	*Onguent* nutritum.
Stéarolé de protoxide de zinc.	*Onguent de tuthie.*
Stéarolé de roses.	*Onguent rosat.*
Stéarolé de soufre et carbonate de potasse.	*Onguent soufré.*
Stéarolé de soufre et hydrochlorate d'ammoniaque.	*Onguent soufré du docteur Helmérich.*
Stéarolé de tartrate d'antimoine, et de potasse.	*Pommade du docteur Autenrieth.*
Stéarolé solide de cantharides.	*Emplâtre vésicatoire.*
Stéarolé solide de ciguë.	*Emplâtre de ciguë.*
Stéarolé solide de cire.	*Emplâtre de cire.*
Stéarolé solide de mélilot.	*Emplâtre de mélilot.*

Noms nouveaux.	*Noms anciens.*
Stéarolé solide de poix et résines.	*Emplâtre d'André de la Croix.*
Stéaroliques.	*Dénomination d'ordre des stéarolés.*
* Stéarolite.	*Terme applicable aux pommades magistrales.*
* Stéarolure.	*Dérivé de* stéarol, *dont on peut se servir pour les mélanges graisseux, combinés à des substances métalliques.*

FIN DU VOCABULAIRE ABRÉGÉ.

NOMENCLATURE PHARMACEUTIQUE ET CLASSIFICATION,

PAR A. CHÉREAU, PHARMACIEN, MEMBRE ADJOINT DE L'ACADÉMIE ROYALE DE MÉDECINE, MEMBRE DE LA SOCIÉTÉ DE PHARMACIE, ET DE CELLE DE CHIMIE MÉDICALE DE PARIS, ETC.

au revu par Mr. E.-N. Henry, membre titulaire de l'Académie royale de médecine, professeur à l'école de pharmacie de Paris, chef de la Pharmacie centrale des hôpitaux et hospices civils de Paris, etc., etc.

	CLASSES.	SÉRIES.	EXCIPIENS ET NOMS PRIMORDIAUX.		ORDRES.	GENRES.		NOMS GÉNÉRIQUES.	NOMS SPÉCIFIQUES NOUVEAUX.	NOMS SPÉCIFIQUES ANCIENS.
			EAU,	Hydrool.	Hydrooliques.	Hydroolés.		Eaux (officinales, par solution).	Hydroolé de chaux.	Eau de chaux.
						Hydroolats.		Eaux (officinales, par distillation.)	Hydroolat de fleurs d'oranger.	Eau distillée de fleurs d'oranger.
						Saccharolés.	Liquides.	Sirops. (Préparat. officinales avec le sucre.)	Saccharolé liquide de violettes.	Sirop de violettes.
							Mous.	Conserves, gelées, pâtes.	Saccharolé mou de cynorrhodon.	Conserve de cynorrhodon.
							Solides.	Pastilles, tablettes.	Saccharolé solide d'ipécacuanha.	Pastilles d'ipécacuanha.
			SUCRE,	Saccharol.	Saccharoliques.	Saccharidés.	Mous.	Electuaires.	Saccharidé mou de rhubarbe (polyamique (1)).	Catholicon double.
							Solides.	Pilules.	Saccharidé solide de cynoglosse (polyamique).	Pilules de cynoglosse.
						Oléo-saccharolés.		*Oleo-sacchara.*	Oléo-saccharolé de citron.	*Oleo-saccharum* de citron.
			VIN,	Œnol.	Œnoliques.	Œnolés.		Vins médicinaux.	Œnolé de quinquina.	Vin de quinquina.
						Alcoholés.		Teintures.	Alcoholé de canelle.	Teinture de canelle.
			ESPRIT,	Alcohol.	Alcoholiques.	Alcoholats.		Esprits distillés.	Alcoholat de mélisse (polyamique).	Eau de mélisse spiritueuse.
						Alcoholats.	Saccharidés.	Ratafias.	Alcoholat saccharidé d'anis.	Ratafia d'anis.
						Éthérolés.		Teintures éthérées.	Éthérolé de castoréum.	Teinture éthérée de castoréum.
		AVEC EXCIPIENT.	ÉTHER,	Éthérol.	Éthéroliques.	Éthérolats.		Éthers chargés de principes aromatiques.	Éthérolat de menthe.	Éther de menthe poivrée.
			BIÈRE,	Brutol.	Brutoliques.	Brutolés.		Bières médicinales.	Brutolé de raifort (polyamique).	Bière antiscorbutique.
			VINAIGRE,	Oxéol.	Oxéoliques.	Oxéolés.		Vinaigres médicinaux.	Oxéolé d'ail (polyamique).	Vinaigre prophylactique.
	CHRONIZOÏQUES.					Oléols.	Liquides.	Huiles fixes liquides.	Oléol d'amandes douces.	Huile d'amandes douces.
							Solides.	Beurres médicinaux.	Oléol solide de cacao.	Beurre de cacao.
CAMENS.						Oléolés.		Huiles médicinales.	Oléolé de camomille.	Huile de camomille.
			HUILE,	Oléol.	Oléoliques.	Oléolats.	Liquides.	Huiles volatiles liquides.	Oléolat d'anis.	Huile volatile, ou essence d'anis.
							Solides.	Huiles volatiles concrètes.	Oléolat solide de roses.	Huile volatile, ou essence de roses.
							Pyrogénés.	Huiles volatiles empyreumatiques.	Oléolat pyrogéné de corne de cerf.	Huile empyreumatique de corne de cerf.
						Oléo-cérolés.		Cérats.	Oléocérolé mou.	Cérat blanc.
						Oléo-cérolés.	Résineux.	Onguens.	Oléo-cérolé résineux de téréb. et de mucilage.	Onguent d'althæa.
						Stéarolés.	Mous.	Pommades.	Stéarolé de concombres.	Pommade de concombres.
							Solides.	Emplâtres (par mélange).	Stéarolé solide de ciguë.	Emplâtre de ciguë.
			GRAISSE,	Stéarol.	Stéaroliques.	Stéarates. (Oléo-margarates).		Emplâtres (par combinaison).	Stéarate de protoxide de plomb.	Emplâtre simple.
						Opolés.		Sucs (officinaux).	Opolé de citrons.	Suc de citrons.
			SUC,	Opol.	Opoliques.	Opostolés.	Mous.	Extraits mous.	Opostolé de gentiane.	Extrait de gentiane.
							Secs.	Extraits secs.	Opostolé sec de quinquina.	Extrait sec de quinquina.
		SANS EXCIPIENT.	FÉCULE,	Amidol.	Amidoliques.	Amidolés.		Fécules.	Amidolé de bryone.	Fécule de bryone.
			POUDRE,	Pulvérol.	Pulvéroliques.	Pulvérolés.		Poudres.	Pulvérolé dentifrice.	Poudre dentifrice.
			ESPÈCES,	Spéciols.	Spécioliques.	Spéciolés.		Espèces.	Spéciolés pectoraux.	Espèces pectorales.
			EAU,	Hydrool.	Hydroolitiques.	Hydroolites.		Eaux (magistrales, par solution).	Hydroolite amer.	*Decoctum* amer du *Codex*.
		AVEC EXCIPIENT.	SUCRE,	Saccharol.	Saccharolitiques	Saccharolites.		Préparations (magistrales) avec le sucre.	Saccharolite amandé.	Émulsion.
	ACHRONIZOÏQUES.		MUCILAGE,	Mucol.	Mucolitiques.	Mucolites.		Mucilages.	Mucolite de lin.	Mucilage de lin.
			SUC,	Opol.	Opolitiques.	Opolites.		Sucs (magistraux).	Opolite de cresson.	Suc de cresson.
		SANS EXCIPIENT.	PULPE,	Pulpol.	Pulpolitiques.	Pulpolites.		Pulpes.	Pulpolite de casse.	Pulpe de casse.

(1) Le terme *polyamique* répond au terme *composé*.

www.ingramcontent.com/pod-product-compliance
Ingram Content Group UK Ltd.
Pitfield, Milton Keynes, MK11 3LW, UK
UKHW021107220726
13924UKWH00004B/1563

9 782019 659738